〔日〕济阳高穗 著

张 军 译

防癌抗癌
这样吃

北方联合出版传媒（集团）股份有限公司

辽宁科学技术出版社

·沈阳·

济阳高穗
WATAYO TAKAHO

1970 年，千叶大学医学部毕业后，进入东京女子医科大学消化器官病中心工作。1973 年，作为国际外科学会交换研修员赴美国得克萨斯大学外科教室（J.C.汤普森教授）留学，研究消化道激素。回国后，任东京女子医科大学副教授。1994 年，任都立荏原医院外科主任。2003 年，任都立大冢医院副院长。2006 年，在千叶大学医学部兼任临床教授。2008 年任三爱医院医学研究所所长、小江户医院院长。同年 11 月，任西台诊所所长。2018 年，任该诊所理事长。

主要著作有《癌细胞怕我们这样吃》《改善体质抗癌法》《抗癌饮食术》《生了癌，吃什么：济阳教授饮食抗癌法》（均由 MAKINO 出版社出版）等。

装订/正文设计：Office HARU

照片（封面）：富田浩二

正文插图：堀江笃史

图版制作：田栗克己

前言

生死关头的那一刻

人在活着的时候，回首过去，有时会觉得"某个时刻是一个重要的转折点"。对我而言，在与患者同心协力治疗癌症的过程中，对此感受尤为强烈。

癌症是一种复杂的疾病。不仅会在全身各个部位发生，而且在病理诊断上也分很多种，它是由先天、后天的诸多因素影响而发生、发展的。因此，单纯选择某一种治疗方法并不能起到决定性作用，但即便如此，特别是在度过危机之后，我还是会深切地感到"那个时候的状况非常严峻"。

从当医生的那一天起，就下定了决心要尽可能多地挽救消化系统癌症患者，并为之不断钻研。对于我这个消化外科医生来说，那就是"能够更快、更精准地进行手术"。

但是，在担任都立荏原医院外科主任的 2002 年，我对自己科室 5 年内做过手术的患者进行跟踪调查时发现，其生存率之低，令我错愕不已。尽管调查的对象是成功实施根治性手术（将当时可以确认的所有病灶全部切除的手术）的患者，但 5 年生存率只有 52%，而 5 年生存率被普遍认为是衡量癌症治愈的重要指标。

出于这个原因，我发现癌症三大疗法（手术、放射治疗、抗癌药物）的局限性，自20世纪90年代后期起，我开始对早期就一直关注的癌症与饮食之间的关系进行了认真研究。

结果，我探索到的就是目前对很多患者进行指导时所采用的济阳式食疗法。

我绝非否定治疗癌症的三大疗法。三大疗法每年都在进化，而且还出现了很多优秀的治疗方法，因此，我一直在思考的是如何将它们进行优化组合。现在，在为患者选择治疗方案时，为了能够使患者更有效地接受三大疗法的治疗，我们或谋求与其他医疗机构的合作，或者向患者推荐合适的医疗机构。

但是，确实存在仅靠三大疗法无法与癌症抗衡的情况，这也是客观存在的事实，而且有明确的理由。虽然三大疗法的治疗方式各不相同，但在"攻击癌细胞"这一点上却是相通的。在"攻击癌细胞"的同时，它也会损伤正常细胞，尤其是免疫细胞（击败病原体和癌细胞的细胞）。

按道理，三大疗法的理想状态是在支持免疫细胞的同时攻击癌细胞。近年来，虽然开发出了对正常细胞损害较小的治疗方法，但三大疗法仍然具有"双刃剑"的一面，毕竟它们会削弱免疫系统。所以，治疗进行到一定程度之后，要么效果会达到峰值，要么会加大对身体的负担。

饮食疗法可以弥补三大疗法的这些弱点。我们简单地称之为"食疗"，但实际上是"营养、代谢（体内物质的变化和更替）疗法"。癌症患者的体内本来就存在促使癌细胞增殖、发病的代谢异常和免疫低下等问题。饮食疗法的主要着眼点是通过饮食从根本上对此进行纠正，即使病原体和癌细胞侵入体内，也能增强抑制其发病的"免疫力"。

与此同时，还有一个目的是，最大限度地减少那些会促进癌细胞增殖的成分，即所谓的对肿瘤进行"断粮"。

饮食疗法的内容绝不简单。"一天喝 1L 以上的蔬果汁""减盐至近乎无盐""避开动物性蛋白质和脂肪"等，从某种意义上说，这是一种缺乏平衡的过激饮食。但是，实践之后发现，即使是那些被认为仅靠三大疗法已经无望的复发、转移、多发性癌等患者，也会表现出令人瞠目结舌的康复状态。

详细内容将在第 1 章中叙述，目前，我们对 505 名采用适当的三大疗法，同时再配合癌症饮食疗法的患者（平均观察期为 5 年）进行了统计，其有效率（缓解、改善）达到 60% 以上。近 90% 的目标人群处于 III 期（3 期）至 IV 期（4 期）阶段，包括癌症晚期在内的复发、转移、多发性癌等。并且，其中约半数是不能手术的病例。

考虑到处于这种进展阶段的癌症患者占了大半，60% 以上的有效率可以说是一个惊人的数字。此外，那些忠实执行上述以饮用大量蔬果汁为代表的癌症饮食疗法基本原则的患者，其有效比例为70% ~ 80%。这个数字足以让人感到在常规治疗的基础上加入饮食疗法之后所产生的威力。

癌症的饮食疗法在近 20 年里已经获得了相当多的认可。当初，也有很多人认为"如果通过饮食能治疗癌症，干吗还那么辛苦？""是一种奇怪的治疗法"等，但是，最近通过癌症专科医院的介绍，希望来我院接受饮食治疗的患者越来越多。虽说如此，目前的情况是，由于饮食疗法尚未被认可为普通的治疗方法，所以很多患者仍在拼命寻找"三大疗法之外的其他方法"，直到最后才知道癌症的饮食疗法。

我遇到过很多这样的病例："仅局限在三大疗法的框架内，治不好就放弃了，结果生命便没有再延续下去。"正因为如此，回到开头的话题，在癌症的治疗过程中确实存在一个转折点，那便是"某次选择、某次实践、某次努力挽救了患者的生命"。

本书将介绍 11 例在认为仅靠三大疗法难以治愈和改善的情况下，通过加上济阳式食疗法而康复的病例（病例报告 6 例，亲历者手记 5 例）。同时，我还将对这些患者在与病魔做斗争的过程，对决定生死的关键之处进行解说。

正因为癌症是一种复杂的疾病，个体的病例和经历未必就能照搬到他人身上。但是，了解关键要点，在与病魔抗争的过程中，会给你带来很大的启发和力量。

另外，对于癌症的饮食疗法，就目前的情况来看，很多人是在癌症发展至晚期或复发、转移之后才开始关注的，如果可以的话，最好在罹患癌症之前就有所了解，哪怕只实践其中的精髓也是最好的。现在的日本，3 人中有 1 人患有高血压，5 人中有 1 人患糖尿病。癌症，大体上是 2 人中有 1 人发病，3 人中有 1 人死亡。对于癌症，我们要具备像预防高血压和糖尿病一样的预防意识，甚至该意识要超过前两者。因此，在第 3 章和第 4 章，针对那些想要"预防癌症"而需要帮助的人，也列出了一些要点。

本书作为一本指导手册，如果能够为那些与癌症做斗争的人士或想要预防癌症的人士提供有益的帮助，作为作者，我会感到无比的高兴和无上的荣幸。

济阳高穗

2021 年 9 月

目录

第2章 对癌症治疗方法的困惑及其解决方法

第3章 济阳式食疗法的全貌

第4章　抗癌的生活习惯

第5章 **通过饮食战胜晚期癌症的亲历者手记**

附 章 **有关癌症饮食疗法的Q & A**

第 **1** 章

从死亡线上
生还的患者实例

有时看似近乎绝望，
却发生了翻转性的奇迹

癌细胞转移后，特别是发生远端（距离原发癌细胞较远的部位）转移，原则上是无法进行手术的。

这是因为癌细胞已经遍布全身，如果只对已确认的病灶进行手术切除，不会有太好的效果。既然这样，那么最好避免进行会对身体造成伤害的手术，这是标准的治疗方针。

最近，出现了各种微创（指对身体的伤害相对较小）手术，即便如此，手术也会对身体造成伤害。因手术对癌症病灶产生刺激，导致病情急剧恶化的情况也很多。因此，一旦确认癌细胞已经发生转移，原则上包括原发病灶在内都不宜进行手术。

如上所述，将发现转移癌的病例排除在手术对象之外是有明确理由的，但如果被告知"不能手术"，患者一定会感到绝望。

在癌细胞发生转移的时候，也有余命宣告的情况。例如，"在这种状态下，大概只剩下多久的寿命"等，这就更不用说了，患者和家属都会有被逼到悬崖边上的感觉。

但是，此时重要的是，无论是上述的治疗方案还是余命宣告，都只不过是在标准治疗（三大疗法）的范围内所进行的判断。在此基础上，如果再加上饮食疗法，那些看似绝望的状况有时也会发生改变。

手术、放射治疗、抗癌药物这三大疗法，是目前人们经过多年的实践而总结出来的癌症治疗方法，确实有效，但有一点被忽略了。正如"前言"中提到的那样，这些都是对癌细胞进行攻击的治疗方法，而忽视了提高免疫力（即使病原体和癌细胞侵入体内，也能抑制其发病的能力）的观点。

在增强免疫力方面，能发挥最大作用的就是饮食疗法。三大疗法虽然能够杀死或者抑制癌细胞的生长，但同时也会导致免疫力降低，如果在三大疗法中再加上能够增强免疫力的饮食疗法，就能实现对癌症的均衡治疗。

以下，将介绍 6 个采用这种"双管齐下的癌症治疗"病例，它们颠覆了乍一看来令人绝望的状况。尽可能详尽地介绍了检查影像和肿瘤标志物（患癌后血液中增加的作为癌症诊断指标的物质）的变化等。在各个病例报告的末尾，还对该状况发生改变的关键进行了解析，大家与病魔做斗争的时候，务必予以参考。

乳腺癌切除后所发生的胸壁复发性癌症与已转移到脊柱等部位的多发骨转移，不到半年就彻底消失了

O.M.，43岁，女性

2015年11月，43岁的O.M.女士因发现左乳房肿块而就诊，被诊断为乳腺癌，并于2016年2月接受了左侧乳房全切手术。

术后，使用抗癌药物和激素药物持续治疗了一年半以上。

然而，就在治疗还在继续的2017年9月，她的左胸壁被确认癌症复发。胸壁是指肋骨、胸骨、胸椎（脊椎的胸部部分）以及这些部位的肌肉等。由于O.M.女士的复发癌多发于胸壁，因此在2017年9月，尽最大范围地进行了切除手术，但依然留下了无法清除的病灶。

对于这些肿瘤，采取了放射线照射，并持续进行了抗癌药物和激素治疗。但是，在她所就医的综合医院，做出的诊断是"病情相当严重，已经无法治疗"。于是她被介绍到本院，并于2017年10月来院就诊。

在本院进行了PET-CT（正电子发射计算机断层显像）检查，发现复发癌残留在左肋骨、第七胸椎等部位，此外，多发骨转移到骶骨（脊椎最下端的扁平骨）和髂骨（构成骨盆的左右大骨）等部位，全身大范围的骨骼都有癌细胞（见图1~图4）。

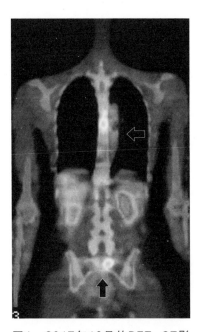

图1　2017年10月的PET-CT影像。第七胸椎和骶骨转移

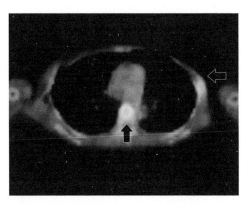

图2　2017年10月的PET-CT检查结果，第七胸椎和左肋骨转移

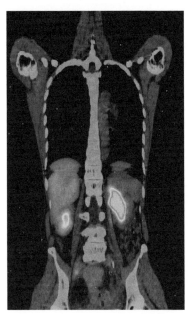

图3　2018年3月，胸椎和骶骨未见异常

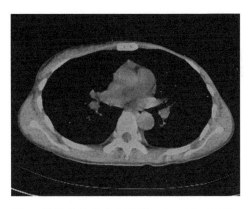

图4　胸椎和肋骨未见异常，2018年3月的检查显示，骨转移均完全消失

一般情况下，骨转移一旦扩散，就会引发难以忍受的强烈疼痛，但 O.M. 女士当时并没有明显的疼痛症状。原因是在症状出现之前，PET-CT 检查就发现了转移灶。

于是，O.M. 女士马上就开始采用我所指导的济阳式食疗法。她每天喝 1.5L 新鲜的蔬果汁，尽量减少盐分的摄入，避开食用牛奶和猪肉等，忠实地坚持饮食疗法的基本原则。针对 O.M. 女士，特别着重指导的是戒掉牛奶和乳制品，酸奶也换成了大豆酸奶。

在济阳式食疗法中，建议患者食用牧场饲养且以吃牧草为生的牛的乳制品。但是，乳腺癌、子宫癌、卵巢癌等与女性激素有关的癌症患者，根据以往的经验，最好避开食用牛奶等乳制品，建议她们尽量戒掉。

此外，她的生活方式也有所改变。当时，O.M. 有两个女儿，分别是 10 岁和 12 岁。跟这个年龄段的大多数女性一样，O.M. 女士除了做饭、洗衣、打扫等家务外，还要照顾孩子，一直处于过度劳累、睡眠不足的状态。

第 4 章将再次阐述，免疫力在很大程度上受睡眠和休息的影响，如果睡眠和休息不足，淋巴细胞（白细胞的一种，负责免疫）就不会增多，这对抗癌是不利的。

我把这个情况告诉了 O.M. 女士，在她丈夫和女儿们的帮助下，让她注意每天睡 8 小时以上，争取接近 9 小时，洗澡时不用淋浴，而是进行全身泡浴。

O.M. 女士获得成功的关键

❶ 与饮食疗法的邂逅

因为O.M.女士原来就诊的综合医院的医生和本院有合作，于是将她介绍来本院就诊，才得以实施了癌症的饮食治疗。特别是像O.M.女士这种复发、转移灶多发的情况，能否了解并实践饮食疗法是非常关键的。

❷ 改善生活

忙碌的现代人往往会忽视睡眠和休息。但是，充分地休息可以改善自主神经（是与意志无关，支配血管和内脏功能的神经）和免疫状态，创造出有利于与病魔斗争的条件。对于O.M.女士来说，在家人的帮助下调整睡眠和休养，能够进行全身泡浴也是成功的关键。

❸ 戒断牛奶和乳制品

可以认为，避免摄入牛奶和乳制品也起到了很大的作用。在中国，乳腺癌的发病率非常低，有人认为这可能与牛奶、乳制品摄入量少有关。对于包括乳腺癌在内，卵巢癌等女性特有的癌症，患者避免牛奶和乳制品的摄入是关键。

前列腺癌扩散至肺部和骨骼，副作用导致无法使用抗癌药物，但一年多之后，所有的癌细胞都消失了

T.T.，59岁，男性

2017 年 6 月，59 岁的 T.T. 先生，在体检时做了胸部 X 线检查，结果发现肺部有肿瘤。左右两肺多发 6mm 以下的癌症病灶。

在大学医院做了详细的检查，发现癌症骨转移至骨盆。此外，前列腺癌的肿瘤标志物 PSA 高达 86.3ng/mL（参考值为 4ng/mL 或更低）。于是，进行了 PET-CT 检查，在前列腺左侧发现了直径 2cm 多的肿瘤。

结果，原发病灶是前列腺癌，最初发现的肺部病灶是前列腺癌的转移。由于是多发转移癌，所以没有进行手术，而是开始了以激素疗法和抗癌药物为主的治疗。

前列腺癌有激素敏感性和激素不敏感性两种，激素疗法对前者起作用。T.T. 先生就诊的大学医院，在确认了其所患的是激素敏感性的癌症之后，采取激素疗法进行了治疗。

在利用激素疗法进行治疗的过程中，还用了 3 个月左右的时间使用了 3 次抗癌药物，结果发现白细胞数量减少。产生了抗癌药物的典型副作用"骨髓抑制"。

骨髓抑制是由于制造白细胞和红细胞的骨髓功能下降，从而导致免疫功能的主轴——白细胞减少。

许多抗癌药物瞄准的目标是增殖速度较快的细胞。因为癌细胞的增殖速度比正常细胞快，因此，抗癌药物就是抓住这一点而对癌细胞进行攻击的。

因此，在正常细胞中，快速增殖的毛母细胞（生成头发等毛发的细胞）和作为味道传感器的味蕾细胞等容易受到伤害，而分裂活跃的骨髓细胞也是如此。一旦发生骨髓抑制，就不得不控制抗癌药物的使用。

T.T. 先生也是因为发生了这种骨髓抑制，所以不能再继续使用抗癌药物。T.T. 先生为寻找其他有效的治疗方法，找到了关于癌症饮食疗法的拙著，第二年的 2018 年 1 月，他带着主治医生的介绍函来到了医院。

当时的 PET-CT 检查确认前列腺癌病灶（见图 5）仍然存在。

我马上对 T.T. 先生进行了饮食疗法的指导并让他付诸实践。最初，在继续接受大学医院的激素疗法的同时，坚持大量饮用蔬果汁，限制盐分摄入，限制肉类摄入等。尤其建议他，除了果汁以外，还要多吃新鲜蔬菜，以及每周摄入 2～3 次未精加工的谷类，其中有含胚芽成分。因为这些食物中所含的抗氧化成分对骨髓抑制具有一定的效果。此外，T.T. 先生对盐分的控制也做得非常彻底。

坚持这种饮食疗法一年零三个月后，2019 年 4 月的 PET-CT 检查发现，原发的前列腺癌已经消失（见图 6）。同时，肺部和骨盆的多发转移也消失了，呈现出有所缓解。

此外，通过激素治疗，PSA 在 2017 年 10 月时锐减至 0.03ng/mL，进行饮食治疗后，PSA 进一步下降至 0.01ng/mL。

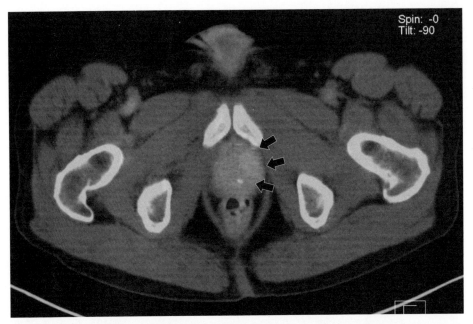

图5　2018年1月的PET-CT检查结果。在前列腺的左叶（箭头处）发现癌灶

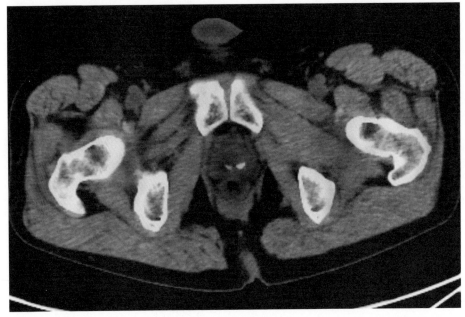

图6　2019年4月的PET-CT检查结果。原发病灶消失，同时，还确认肺部和骨盆的多发转移也消失了

T.T. 先生获得成功的关键

❶ 积极探索治疗方法

对于T.T.先生来说，在无法使用抗癌药物的情况下，治疗方法就只有激素疗法唯一选项了。此时，他主动寻找"其他有效的治疗方法"，从而获知癌症的饮食疗法，这一点非常关键。

❷ 蔬菜和胚芽成分的摄取以及盐分限制

由于在摄取蔬果汁的同时积极摄入胚芽成分，因而改善了骨髓抑制，促进了免疫力的恢复。并且，彻底的盐分限制，助推了癌细胞的消失。

❸ 与激素治疗并用

在继续大学医院的激素治疗的同时进行饮食治疗也是一大亮点。虽然也有人认为"只需坚持激素治疗就可以了"，但癌症是一种非同小可的疾病。像T.T.先生这种发生骨髓抑制的案例，说明通过饮食疗法来提高免疫力的意义尤为重大。

经过 11 个月的饮食治疗，长在两肺中间的巨大恶性淋巴瘤消失得无影无踪，只余残骸

T.K., 21岁，男性

2008年10月，21岁的 T.K. 先生，因觉得胸痛而到附近医院就诊，在左右肺之间发现了 12cm 的肿瘤。在癌症专科医院进行了详细的检查，确诊为巨大恶性淋巴瘤（见图7）。

由于病灶很大且与周围组织接触面较大，无法进行手术，只能采用放射治疗和抗癌药物。在抗癌药物方面，对患者采取的是治疗恶性淋巴瘤的特效药利妥昔单抗（商品名：美罗华）与4种抗癌药物组合的 R-CHOP 治疗方案，每两周进行6次。

在此期间，他的父母迫切地寻找其他有效的治疗方法，找到了一本推荐喝胡萝卜汁的书，于是便让儿子在早晚各喝 500mL。他们说，儿子的正常体温原本在35℃左右，最高也只有36℃，喝了胡萝卜汁后，上升到了 36.5℃左右。

在结束 R-CHOP 治疗的时候，虽然肿瘤缩小了很多，但直径仍然还有约 3cm。不过，医院却表示："治疗的日程已经结束，我们已经无能为力。病情已经稳定下来，如果癌细胞又开始变大，再考虑下

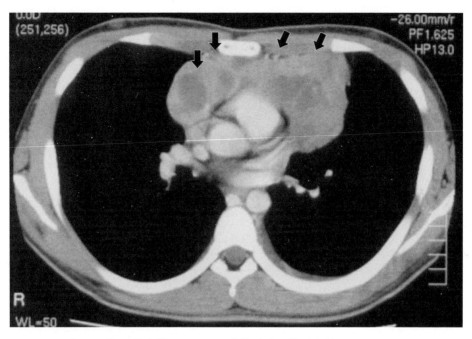

图7　2008年10月的CT检查结果，显示巨大的肿瘤围绕着血管

一步的治疗。"

　　尽管医生这么说，但作为父母还是不能坐以待毙。站在父母的立场上，几乎所有人都会这么想。

　　而且，父母听到医生说的下次肿瘤开始变大的时候计划使用的药物名称之后，调查了一下，发现该药是以延长生命为目的的药物，而不是治疗药物。一想到用药的目的，就更坐不住了。

　　在喝了胡萝卜汁之后，体温有所上升，家长据此认为饮食可能有助于改善体质，于是便进一步摸索治疗方法，结果找到了关于癌症饮食疗法的拙著。2009 年 5 月，患者带着主治医生的介绍函，和父母一

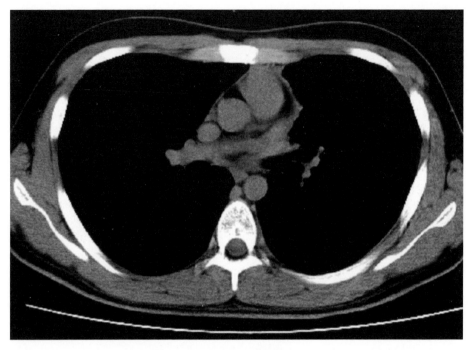

图8 2010年4月的PET-CT检查结果，肿瘤只剩残骸

起来到了本院。

我对他们进行了济阳式食疗法的指导，在初诊第二天就开始了饮食治疗。早、中、晚各喝600mL蔬果汁，在上大学的日子里，中午则用冷冻的若叶青汁代替。控制盐分的摄入，限制肉类的摄入，这些做法对年轻男性来说都是非常困难的，但他都做到了。为了在尽量不降低进食量的情况下，坚持进行食疗，他的父母想了很多办法，比如食用大量蔬菜和鱼贝类制作的菜肴等。

自从接受放射治疗之后，他的白细胞数值一直很低，父母对此也很担心，于是，建议他多吃大蒜、葱、韭菜等。这些蔬菜中含有大量的大蒜素（硫化物），具有防止白细胞减少、促进白细胞增加的作用。T.K. 先生通过或将大蒜做调味料，或食用腌制大蒜等方式来摄入。

在来我院的同时，他也去专科医院接受定期检查，始终坚持这种饮食治疗。于是，原本较高的肿瘤标志物数值，每次到医院复诊时都有所下降，大约半年后变成了标准值。另外，白细胞的数值逐渐上升，也达到了标准值。

正式开始饮食治疗 11 个月后的 2010 年 4 月，在专科医院的 PET-CT 检查中，直径 3cm 的病灶消失，只显示 3 ~ 4 个 1mm 左右的点（见图 8）。专科医院的医生告诉他："肿瘤已经消失了。"

我院也对该影像予以了确认，发现白点为肿瘤残骸，患者的病情已经进入平稳状态。父母和孩子终于可以放下心来，非常高兴。

T.K. 先生获得成功的关键

❶ 现状分析与信息搜索

父母在认真分析儿子所处状况的同时，积极寻找"力所能及的办法"，从饮用胡萝卜汁到癌症的饮食疗法，这是第一个关键点。

❷ 增加蔬果汁的摄入量

胡萝卜汁使正常体温上升是很重要的一点。人们往往认为蔬果汁会让身体变冷，但其实有很多人的体温会因为蔬果汁所具有的促进血液循环的作用而上升，从而提高免疫力。随着T.K.先生正式开始进行饮食治疗，除了胡萝卜汁，还喝了几乎是以往双倍量的蔬果汁，这也起到了很大作用。

❸ 摄取大蒜类食物

大蒜中所含的大蒜素可以有效防止白细胞减少，促进白细胞增加。积极摄入这类食物也有助于免疫力的恢复。

症例 **4**

胃癌转移到淋巴结和肝脏，医生说只能活 13 个月，但转移灶消失后，实施手术，存活 5 年以上

S.H.，52岁，男性

2009 年 8 月，52 岁的 S.H. 先生在体检时的 X 线检查中发现胃部异常，去癌症专科医院检查后，发现胃部有 4cm 左右的肿瘤（见图 9、图 10），并转移到淋巴结和肝脏。转移到肝脏的癌细胞如霜降般遍布。

因为是远端转移，所以不能进行手术，只能采用抗癌药物进行治疗。当时，医生告诉他："即使使用抗癌药物，平均预期寿命也只有 13 个月。""这种病情几乎没有人能活过 3 年。"

在因胃出血而病倒的急诊病房，医生的这席话简直就是一个残酷的判决。S.H. 先生受到了极大的打击。他把在住院前偶然在书店买到的拙著带到了医院。S.H. 先生在住院期间读了这本书，为了更进一步了解癌症饮食疗法的相关知识，他利用智能手机进行了大量调查。在对济阳式以外的饮食疗法和其他替代疗法（现代医学以外的治疗方法）进行了深入调查之后，他下定决心尝试"济阳式食疗法"。

在那个时候，我就在拙作中公开了实践济阳式食疗法的患者的有效统计数据（见 40 页）。这些确凿的数据，似乎是 S.H. 先生选择济

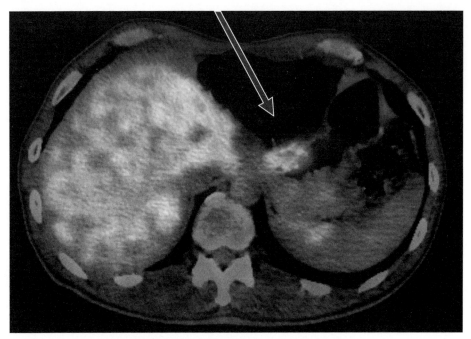

图9　2009年8月的胃PET-CT检查结果，箭头部分可见原发病灶

阳式食疗法的原因之一。

出院后，S.H.先生在继续接受抗癌药物治疗的同时，阅读拙著并以自己的方式开始了饮食治疗。同年10月，他来到本院就诊，开始了更加正规的饮食治疗。

每天分5～7次饮用1.5～2L的蔬果汁，进行近乎无盐般的盐分限制，避开肉类，吃蔬菜类和少量鱼贝类等，积极进行饮食治疗。在控制盐分的同时，配齐了香草和香料，在味道上增加亮点。

开始正规饮食治疗之后约1个月，在专科医院接受了内镜检查，发现胃肿瘤大幅度缩小，逐渐变成了溃疡。CT检查结果显示，原本肥大的淋巴结已经接近正常大小，散布在肝脏的转移灶也缩小了。

住院时高达 16.7ng/mL 的肿瘤标志物 CEA 也降至标准值（标准值为
5ng/mL 以下）。

　　翌年 1 月的检查发现，胃部溃疡进一步缩小，肝脏的转移灶基本
消失。这段时间，抗癌药物和饮食疗法并用，主治医生认为："仅靠
抗癌药物，能走到这一步的概率是非常小的。"由此也可以看出，饮
食疗法发挥了巨大的作用。

　　淋巴结的转移灶，虽然缩小了很多，但是一直没有消失，在我的
建议下，S.H. 先生保持充分休息和睡眠，2011 年 9 月进行检查时发
现，淋巴结的转移灶消失了。而且，胃原发病灶只剩下约 1cm（见图
11），约 1 年后进行了胃全切除手术。在被告知"不能手术，只能活
13 个月"的 3 年之后，终于可以动手术了。

　　S.H. 先生术后恢复良好，恢复正常生活，此后，几年来一直健康
地生活着（2020 年因癌症以外的疾病去世）。

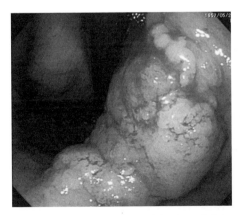

图10　2009年8月的胃内镜检查，照片显
示有4cm左右的肿瘤

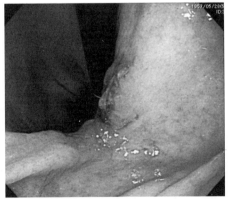

图11　2011年9月的胃内镜检查，肿瘤缩
小至1/4

S.H. 先生获得成功的关键

❶ 决不放弃与信息收集

S.H.先生在接到残酷的宣告后，就算破罐子破摔、自暴自弃也不足为奇，但他在住院期间充分利用手机冷静、积极地收集治疗信息，这成为他给自己开辟出一条生路的巨大契机。

❷ 快速着手与努力坚持

来我院的时候，他已经以自己的方式实践了饮食疗法，检查结果确认，他的"血液通畅度"很高。这对于促进血液循环，使免疫细胞容易到达患部是非常重要的。另外，他灵活运用香草和香料，使寡然无味的饮食也能吃出美味，这也是一大亮点。

❸ 充分的休养和睡眠

S.H.先生是个很好动的人，起初，我跟他讲休养和睡眠对于提高免疫力的重要性，他根本就听不进去。但是，通过充分的休息和睡眠，淋巴结的转移灶消失了，这使他意识到了我所言的重要性。

症例 5

无法切除、抗癌药物也不起作用的 12cm 巨大肺肿瘤，大约 10 个月后缩小至 1/4 左右

K.E., 75岁，女性

　　K.E. 女士从她 75 岁的 2009 年夏天开始，一直出现干咳和痰多的症状，到附近的医院就诊，医生说肺部有阴影。于是，在综合医院接受了详细的检查，结果发现了 3 ~ 4cm 的肺肿瘤（见图 12）。在治疗方案尚未确定的期间，K.E. 女士不幸患上了严重的肺炎，不得不拿出一段时间专注于肺炎的治疗。

　　度过肺炎危机的第二年，也就是 2010 年的夏天，重新开始了对肺癌的治疗，但是，在这期间肿瘤越来越大，已经扩散到粗大的动脉，无法进行手术。

　　在使用抗癌药物进行治疗的时候，虽然有强烈的副作用，如呕吐和倦怠感等，但是肿瘤的大小并没有改变，所以决定使用放射治疗。这时，K.E. 女士的女儿想起了以前在护理婆婆时所了解到的济阳式食疗法。

　　于是，在 2010 年 9 月，K.E. 女士在女儿的陪同下来到了我院。当时做了 PET-CT 检查，发现肿瘤已经长到 12cm。我立即对其进行饮食疗法的指导，K.E. 女士马上开始了饮食治疗。

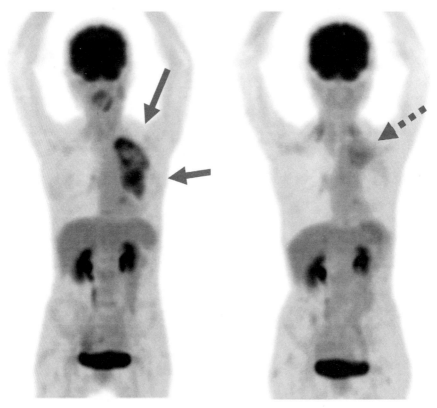

图12　2010年9月的PET-CT检查结果，影像显示左肺有巨大的肿瘤

图13　2011年7月的PET-CT检查结果，左肺肿瘤缩小至1/4左右

　　K.E.女士住在自然环境优美、柑橘类水果丰富的地区，在女儿和丈夫的帮助下，一天总共喝1.5L新鲜蔬果汁，分3次喝完。

　　即使在没有食欲的时候，她也抱着无论如何都要喝蔬果汁的心情努力着。据说也有过拉肚子的时候，她通过一点一点地喝常温下制作的蔬果汁等方式渡过了难关。这一时期，身高150cm的她，体重从50kg减到了34kg。

　　但是，开始饮食治疗半年后，她的体力和体重慢慢恢复。除了蔬果汁，饮食疗法还包括蔬菜、菌类、豆腐等大豆制品、薯类、海藻类、少量鱼类等，她在不食用盐分的情况下，通过浇上醋和柑橘类水果的汁等方式来食用。

她的丈夫去买食材，姐姐送来无农药蔬菜，分开住的女儿打电话鼓励，等等，她得到了家人的大力支持。

除了饮食，关于睡眠时间，我也给出了建议。K.E. 女士常年和丈夫一起经营海产品养殖业，因为非常勤劳，往往会睡眠不足。于是，我的指导意见是："要提高免疫力，每天至少睡 8 小时。"

持续进行这种饮食治疗和改善生活方式，结果大约 10 个月后，在本院进行 PET-CT 检查发现，肿瘤大部分已经消失，缩小至 1/4 左右（见图 13）。K.E. 女士和女儿都非常高兴。

之后，病灶一直稳定，没有增大，K.E. 女士健康地度过了 5 年，后因脑梗死去世。因为肿瘤巨大而导致抗癌药物无效时，她的女儿已经做好了死别就在眼前的心理准备，说那 5 年是一段无上宝贵、不可替代的时间。

K.E. 女士获得成功的关键

❶ 坚持喝蔬果汁

有些人开始喝蔬果汁后，会出现拉肚子、体重下降等症状。关键要像K.E.女士那样，想办法一点一点地喝常温蔬果汁，尽量坚持下去。根据情况，也可以暂时用蔬菜汤等代替。

❷ 家人的协助

以推荐饮食疗法的女儿为首，再加上对饮食疗法予以配合的丈夫和姐姐，可以说他们对患者给予了很大的支持。癌症的饮食疗法，当然一个人也能做到，但如果能得到家人的最大限度的配合，便会更容易坚持下去，而且成功的概率也会提高。

❸ 增加睡眠时间

K.E.女士这一代人，很多人为了工作就连睡觉的时间都舍不得，但是，有了健康的身体才能工作。所以，要提高睡眠的优先级，保证每天要有至少8小时的睡眠。

症例 6

发生肝脏转移的胰腺癌无法手术，但转移灶消失后，原发病灶得以切除，从而康复

M.O.，46岁，男性

2014年7月，46岁的 M.O. 先生在定期健康检查中做了超声波检查，被告知"背部有阴影，需去大医院检查"，9月去了癌症专科医院，在胰腺头（胰右端膨大部）发现了肿瘤，之后还发现癌细胞向肝脏转移（见图14）的情况。

因为已经转移，所以没有进行手术，而是用当时刚获批准的新型抗癌药物进行治疗。与此同时，M.O. 先生也在寻找抗癌药物以外的治疗方法。当天就在书店找到了拙著，并向本院预约就诊。

同年10月，他拿着介绍函来到本院。在看拙著之前，对于癌症的饮食疗法，他似乎并不了解，好像是抱着"无论如何，哪怕是貌似好的治疗方法，都要试试"的心态而来。

M.O. 先生的父亲就是因胰腺癌去世的。或许正因为如此，他才会有危机感，想要把能做的事情都做了。

在对他进行饮食疗法的指导之后，M.O. 先生很快就开始了饮食治疗。他用无农药、低农药、有机栽培的蔬菜、水果来制作蔬果汁，每天喝1.5 ~ 2L新鲜蔬果汁。同时，实行了近乎无盐的盐分限制和避免牛肉、猪肉的摄入。他本来就不怎么喝酒，后来完全戒掉了酒，也拒绝了一些

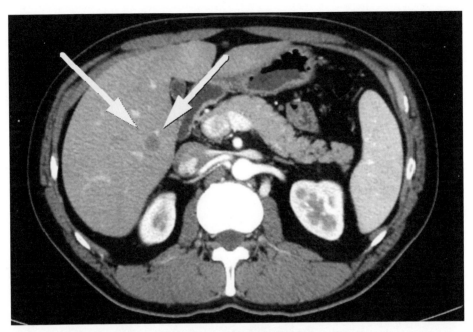

图14　2014年10月的PET-CT检查结果，肝脏发现转移灶

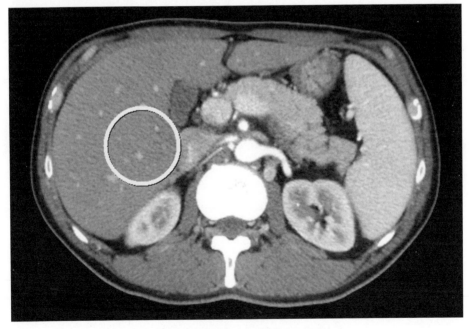

图15　2016年4月的PET-CT检查结果，确认转移灶已经消失

应酬的酒宴。此外，他还养成了看标签购买添加剂少的食品的习惯。

除了饮食指导外，我还建议他，尽管工作繁忙，也要尽早结束工作，以保证睡眠时间。此外，M.O. 先生在别人的推荐下，每个周末都去泡陶板浴（身体躺在加热过的陶瓷板上的入浴法）来暖身。

M.O. 先生在接受抗癌药物治疗的同时，坚持这种饮食疗法和生活疗法。在这期间，虽然出现了指尖发麻、呕吐等抗癌药物的副作用，但是通过并用饮食疗法，这些副作用多少减轻了一些，得以继续进行抗癌药物治疗。结果，一年半以后，肝脏的转移灶消失了（见图15）。这可能是抗癌药物和饮食疗法相辅相成的结果，据说专科医院的医生对转移灶的消失亦感到非常惊讶。

转移灶消失后，便可以进行手术，切除了胰腺的右半部分（胰腺头）。在那之后，虽然多少有些放松，但依然继续进行饮食治疗，不过，大约过了一年，在右肺的一个部位发现了直径 2cm 的转移癌。幸运的是，因为是早期，所以马上就手术切除了。即使坚持饮食疗法，也会有这样的情形发生。关键是要仔细进行过程观察，迅速采取措施。

此后没有发生转移，也没有复发，从第一次发现癌症到现在已经过去了大约 6 年，但他的身体状况一直很好。

另外，肿瘤标志物 CA19-9，当初高达 145000U/mL，现在稳定在 2 ~ 3U/mL（标准值为 37U/mL 以下）。同样，肿瘤标志物 DUPAN - 2 由 1700U/mL 降到 5U/mL 左右，恢复正常（标准值在 150U/mL 以下）。

M.O. 先生发病时才 40 多岁，还有年幼的孩子，病情能得到缓解真是万幸。在癌症中，胰腺癌被认为是最难治愈和改善的癌症，尽管已经发生了肝脏转移，却能戏剧性地恢复，可以说是非常罕见的案例。

M.O. 先生获得成功的关键

❶ 快速收集信息

M.O.先生在被诊断出癌症的当天就开始收集信息，并预约到我院就诊，这一快速的举动成了一大亮点。

❷ 坚持饮食疗法

M.O.先生并没有多么坚强，但他以"决定做就坚持做"的原则有条不紊地坚持了饮食疗法。在发现肝脏转移之后，也没有动摇和改变，一直坚持了下来，可以说最终取得了很好的结果。

❸ 保证睡眠、身体保温

正因为是繁忙的年纪，保证睡眠时间也是一大亮点。M.O.先生很好地执行了这一点，每天睡8小时左右。另外，提高体温有助于促进血液循环，提高免疫力。用陶板浴暖身也是功不可没的。

第**2**章

对癌症治疗方法的
困惑及其解决方法

饮食疗法与三大疗法互补短板

"饮食疗法有效吗？"

"是不是应该这么做？"

"能和目前接受的治疗方法一起使用吗？"

"仅靠饮食疗法能治愈吗？"

在诊疗和演讲会等场合，经常会被患者和家属问到各种各样的问题。

对于癌症的治疗方法，本来就有很多人感到困惑或焦虑。

更何况，对于目前还不是标准治疗方法的饮食疗法，产生犹豫或不安也在情理之中。

根据患者和家属所处的状况以及每个人的想法不同，本章将阐述患者对治疗方法的困惑及其解决方法，希望能给大家带来启示。

首先，作为大前提，对于济阳式食疗法来说，它并不是独立于标准的三大疗法（手术、放射治疗、抗癌药物）之外的治疗方法。

世界上的某些癌症替代疗法（alternative medicine，现代医疗以外的治疗方法，尚未在一般医院内普遍实践的医学或医疗方法）中，存在着对标准疗法的否定，这是非常危险的。放弃对癌症的治疗，只依靠饮食疗法，结果发展成晚期癌症，这是谁也无法承担的医疗责任。进行饮食治疗的基本原则是，在接受可能且适当的三大疗法的基础上进行饮食治疗。

饮食疗法可以弥补三大疗法的短板——"免疫力（即使病原体或

癌细胞侵入体内，也能抑制其发病的能力）降低"。相反，三大疗法具有饮食疗法所没有的前端性和速度感，而且每年都在进步，出现很多优秀的治疗方法。因此，两者相结合，对癌症具有很高的疗效。

更深入地说，迄今为止，在使用饮食疗法的患者中，也有仅靠饮食疗法就康复的人。

但是，大部分情况均是不得已而为之，例如"发生了多发转移，不能进行手术或放疗""发生骨髓抑制（详情请参照后文），不能使用抗癌药物""年纪大了，不能使用抗癌药物"等。

在这种情况下，饮食疗法作为最后的手段，我希望能够有更多的人去了解它。但是，如果因此而轻视三大疗法的必要性，则很可能会失去治疗的机会。

癌症不是可以轻视的疾病。毋庸置疑，在能够接受三大疗法的情况下，采用适当的三大疗法治疗的同时进行饮食治疗，治疗效果会更好。首先，要以此为大前提。此外，还要认真地对待饮食疗法。

但是，无论是什么样的治疗方法，在无法理解的情况下，怀着焦虑和恐惧去接受医生的治疗，无论如何都是不好的。

对有疑问的地方要坦率地询问，在得到充分的说明及理解之后再去实施。

无论如何也无法消除疑问的时候，除了寻找自己的主治医生之外，也可以向其他医疗机构的医生征求意见，即"第二意见"，也是一种不错的方法。和以往不同，这种做法现在已经很容易了，因此，要多向医生咨询。

使用抗癌药物导致白细胞数值下降到一定水平时，就需考虑采取减药等措施

在接受抗癌药物治疗的时候，希望大家一定要了解一些相关的基础知识。在使用抗癌药物进行治疗的过程中，会产生副作用，例如骨髓抑制、白细胞数值下降等，这些情况的应对措施便是我们需要了解的基础知识。

如前章所述，制造白细胞和红细胞的骨髓，很容易受到抗癌药物的损害。所谓骨髓抑制，是指抗癌药物的副作用造成骨髓功能低下，白细胞数量减少。白细胞数值下降到一定水平时，按照医疗学会的规定，就需考虑减少用药或停止用药，变更用药种类等。因为白细胞是免疫系统的主角，如果白细胞减少，千辛万苦进行的治疗也不能充分发挥作用。

虽然医疗机构应该会认真检查并采取应对措施，但作为患者，也要事先了解这些基础知识。

至于白细胞和淋巴细胞（白细胞的一种）达到什么样的水平，才要考虑减药等问题，这取决于药物条件、医疗机构和医生的判断。

这里介绍一下我自己设定的数值，仅供参考。一般来说，如果超过以下数值，即使继续使用抗癌药物，也能保持免疫力并发挥作用。

● 白细胞=3000～4000个

● 淋巴细胞=1000个以上（均为每立方厘米血液中）

如果在这个数值以下，下降越多，身体和免疫力受到的损害越大，会远远超过抗癌药物所带来的效果。

白细胞和淋巴细胞的数值可以通过血液检查得知。平时的血液检查结果中也多有体现，所以，可以自己检查一下。

副作用令人痛苦不堪时，不要忍耐，要找别人商量

除了白细胞减少，抗癌药物还有很多副作用。

药物不同，副作用也有所不同，最具代表性的是，呕吐、食欲下降、乏力、便秘、口腔炎、脱发、手脚麻木、耳鸣等。

理解治疗方法很重要，特别是在用抗癌药物治疗的情况下，虽然对治疗有了暂时的理解，但是在治疗过程中仍会因这些副作用而感到痛苦。

这种时候，很多患者会因为"既然我说理解了，就只能忍着""有了副作用，也一定会有相应的治疗效果""不忍着，医生会误会患者在抗拒治疗"等情况而一直忍耐。但是，虽说对治疗方法有了一定的理解，却并不意味着一定要继续这样下去。另外，也不要认为抗癌药物的副作用越强，治疗效果就越好。

如果为了获得期待的治疗效果而忍受副作用，反而会使病情恶化，甚至有可能被迫中断治疗。忍受副作用的折磨并没有任何好处。

当然，这取决于医生的判断，如果出现严重的副作用，抗癌药物的

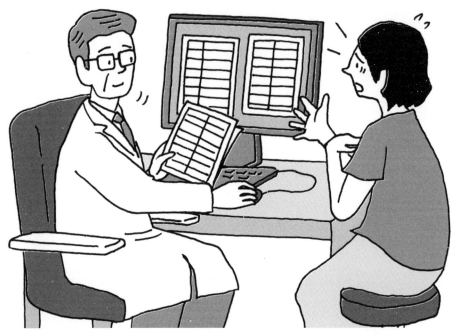

重要的是毫不顾忌地表达出自己的真实想法

使用量减少20％～30％也是可以的。即使减药到这个程度，也要持续治疗。

鉴于这些情况，你因副作用感到痛苦时，应尽早和主治医生商量。

患者家属对癌症饮食疗法的困惑

对饮食疗法的困惑，不仅限于患者本人，有时也会从家属那里听到。例如，"作为癌症患者的家属，会犹豫是否应该让他进行饮食治疗"等。

他们都很困惑，虽然想采用饮食疗法来改善癌症，但是如果癌症没有得到治愈，会不会后悔"那个时候，没让他吃自己喜欢的东西"呢？

这确实是非常困难的，并且是有关癌症食疗的一个绕不过去的问题。

40 页的表 1 统计显示，在采用济阳式食疗法的情况下，迄今为止，505 名患者癌症的治疗有效率（缓解、改善）超过 60%。其中，严格执行饮食疗法的患者的治疗有效率达到 70%～80%。

但是，即便如此，仍有 20%～30% 的人病情没有变化或出现恶化。因此，无论什么样的治疗方法，目前，癌症的治疗有效率都不可能达到 100%，这就是癌症治疗的难点所在。

基于这个数字，癌症患者是否采用饮食疗法进行治疗？也许说得有些苛刻，这取决于患者和家属的选择。

有一点可以肯定，采用癌症的饮食疗法时，虽然家人的支持很重要，但是患者自己的心情和意愿比什么都重要。

最近，将生命的剩余时间告知本人的情况越来越普遍，以前的普遍做法是只告诉家人。在这种情况下，尽管有的家属希望在患者不知情的情况下，让其进行饮食治疗，但大部分都没有成功。

癌症的饮食治疗是很难坚持下去的，除非患者自己有坚定的意愿去做。基于这个原因，最好的办法是首先要坦率地与患者本人和家属好好商量，再决定治疗方针。

一种情况是，患者本人愿意采用饮食疗法，但家属反对。其原因有很多，但其中有些是出于对饮食疗法的误解，"病人想放弃常规疗法，只想使用饮食疗法""病人想使用昂贵的营养补充剂（营养辅助食品）"等，所以在这种情况下，充分地沟通也是非常重要的。

无论何种情形，在讨论的时候，作为判断的依据，要事先收集最新的医学治疗方法和有关饮食疗法的准确信息。

发生如下妨碍持续进行饮食治疗的状况时

经常听到这样的烦恼："饮食疗法太枯燥了，没有坚持下去的欲望。"到目前为止，越是那些喜欢吃高脂肪、高盐分、高能量食物的人，越会觉得癌症的饮食疗法枯燥无味。

如果觉得"必须一直坚持下去"而强迫自己，那么坚持下去的难度就会更大，所以，首先要考虑一下饮食治疗时间的目标。我经常说的一句话是："请先以100天为目标。"

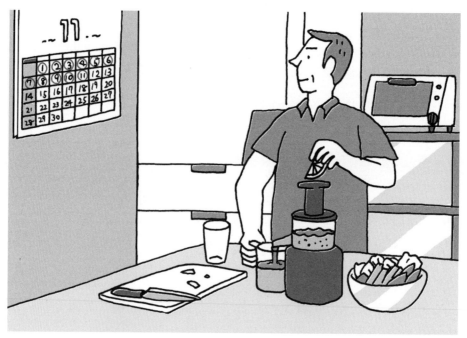

设定目标进行，痛苦也会减半

这么说并非毫无依据。根据以往的经验，开始饮食治疗后，只要熬过100天，癌症体质往往会得到一定程度的改善，并会产生一些效果。

例如，检查数值或影像检查的结果出现了一些变化，或者即使没有发生变化，但身体状况和面色出现好转。对饮食的喜好和口味的变化即是其中之一。

进行了100天左右的饮食治疗后，很多人会产生"尝到了食材最原始的味道，觉得这样更好吃""当初为什么会感觉那么没有味道呢"之类的想法。还有不少人说："外出就餐和现成的家常菜，盐和油都太多，吃不下去了。"这也是味觉逐渐恢复正常的证据。

如此一来，不仅会更容易将癌症的饮食治疗坚持下去，很多人的血压、血糖、血脂值等以及其他检查值都会得到改善。

请大家一定要对这些变化有所期待，并以"首先是100天"为目标坚持下去。

除此之外，在济阳式食疗法中，还会听到因为喝大量蔬果汁而"拉肚子"，抑或"体重下降了，非常担心"等声音。

无论哪种情况，在出现体力严重下降的状况时，都有必要通过摄取易消化的食物等方式来予以纠正。可以尝试选择粥等容易消化的食物做主食，增加豆腐等食物的摄入量。如果持续腹泻，可以暂时停止喝蔬果汁或减量，也可以用蔬菜汤来代替。

但是，大多数情况是，只要坚持采用饮食疗法，腹泻和体重减轻等状况就会好转。与此同时，体质得到改善的情形也有很多，所以要在采取相应对策的同时，持续坚持最基本的饮食治疗。

要事先知道，余命宣告仅是基于"三大疗法框架内"的统计而做出的判断

还有一个严重的问题，那便是"被宣布寿命将至之后，心情低落，不想治了"。此时最重要的是要知道，"余命宣告始终是假设在只进行了标准治疗的情况下，根据过去的数据推算出来的结果"。

对患者进行余命宣告的医生，说真心话，他们也不想做出如此残酷的宣告，是出于让患者"毫无遗憾地度过余下的宝贵日子"的想法去做的。他们是以统计数据为基础做出的判断。

重要的是，它实际上是"仅限在三大疗法框架内的考量"的注解。

我本人在单纯依靠包括手术在内的三大疗法进行癌症治疗的时代，也曾经重视统计上的剩余寿命。但是，采用饮食疗法之后，推翻剩余寿命的案例层出不穷，所以我放弃了对患者进行余命宣告的做法。

当然不能说只要采用饮食疗法，就一定能改变统计上的剩余寿命，但可以肯定的是，大部分人确实经历了相当不同的过程。

既然被宣布剩余寿命，状况就一定是非常严峻的。千万不可轻视，但如果因为余命宣告而失去治疗的欲望，甚至自暴自弃，那就太遗憾了。我希望大家能够理解"在三大疗法框架内，可能是这样"，带着"先从力所能及的事情开始"的心态迈出治疗的第一步。

很多时候，在三大疗法都用尽、能做的治疗都做了的时候，才会进行余命宣告，但是一定要知道，在这个框架外还有一个希望，那就是饮食疗法。

第**3**章

济阳式食疗法的
全貌

以复发、转移、多发性癌为主要对象，有效率超过60%

本章介绍济阳式食疗法的治疗成绩、基本原则和具体做法。首先是迄今为止所取得的治疗成绩（见表1）。

表1 济阳式食疗法的治疗成绩

各类型癌症的病例数		缓解	改善	不变	恶化	死亡
胃癌	63	7	32	2	2	20
大肠癌	123	11	72	2	5	33
肝癌	28	5	10	—	1	12
胰腺癌	62	7	27	1	1	26
胆道癌	28	3	10	—	3	12
食道癌	16	5	4	—	—	7
前列腺癌	53	13	24	6	5	5
乳腺癌	63	10	28	1	10	14
肺癌	22	3	11	2	1	5
恶性淋巴瘤	21	3	13	—	2	3
其他	26	4	4	—	4	14
总计	505	71	235	14	34	151

缓解＋改善（71＋235）/505＝**60.6**%

（2017年）平均观察期：5年

统计对象是 505 个持续进行这种饮食治疗的患者，平均观察期为 5 年。癌症的类型（部位）涉及面广，包括胃癌、大肠癌、肝癌、胰腺癌、胆道癌、食管癌、前列腺癌、乳腺癌、肺癌、恶性淋巴瘤等。近 90% 的观察对象处于 Ⅲ 期（3 期）至 Ⅳ 期（4 期）阶段，包括癌症晚期在内的复发、转移、多发性癌等。大约半数的病例被排除在手术对象之外。此外，由于我目睹了许多被宣告生命即将结束的患者通过饮食治疗而生还的实例，因此我决定将处于 Ⅳ 期阶段的癌症称为"晚期癌症"，而不使用"终末期癌症"一词。

一般情况下，Ⅲ 期是指"癌细胞转移到附近组织或淋巴结的状态"，Ⅳ 期是指"癌细胞转移到远处器官（远端转移）的状态"。

不仅是癌症，对于有复发（病情反弹）危险的疾病，均使用"缓解"一词来表示治愈状态。如果该状态长期持续，就可以说是痊愈了。

在 505 个病例中，达到这种状态的有 71 人，有 235 人出现肿瘤缩小等病情的改善，两者合计为 306 人，有效率为 60.6%。

癌症类型不同，有效率也有差异，相对来说，大肠癌、前列腺癌、恶性淋巴瘤等，是饮食疗法比较容易起作用的癌症，有效率在 60% ~ 70%。

另外，以充分饮用蔬果汁为代表，仅从坚决按照饮食疗法基本原则进行饮食治疗的例子来看，其有效率高达 70% ~ 80%。

对于上述数据，人们会有不同的评价。有一点需要大家参考的是，采用目前三大疗法（手术、放射治疗、抗癌药物）进行治疗时的各阶段癌症的 5 年生存率（见表 2）。

表2 各阶段癌症的5年生存率

癌症的类型	阶段	5年生存率 / %
胃癌	Ⅰ期	97.2
	Ⅱ期	62.8
	Ⅲ期	49.0
	Ⅳ期	7.1
	不明	89.9
	合计	74.9
大肠癌	Ⅰ期	97.8
	Ⅱ期	88.9
	Ⅲ期	82.3
	Ⅳ期	28.1
	不明	91.6
	合计	78.7
肝癌	Ⅰ期	62.3
	Ⅱ期	37.3
	Ⅲ期	14.8
	Ⅳ期	0.9
	不明	32.3
	合计	37.0

癌症的类型	阶段	5年生存率 / %
肺癌	Ⅰ期	89.4
	Ⅱ期	54.7
	Ⅲ期	26.8
	Ⅳ期	8.0
	不明	89.4
	合计	55.6
乳腺癌（女性）	Ⅰ期	100.0
	Ⅱ期	96.1
	Ⅲ期	80.0
	Ⅳ期	40.0
	不明	86.5
	合计	93.7

注：引用并修改自癌症研究振兴财团
《癌症统计2019》

表2中的数值，因癌症的类型而异。Ⅲ期至Ⅳ期的数值整体较低，Ⅳ期的个位数值尤为明显。

尽管统计条件的缜密程度有所差异，但与前面的数字相比较，在癌症的治疗中加入饮食疗法的意义就显现出来了。

最理想的做法是在手术后或抗癌药物治疗过程中进行

济阳式食疗法并非只推荐给Ⅲ期至Ⅳ期的患者。在统计上，之所以这个阶段的患者采用饮食疗法的比较多，是因为现实情况是很多人都认为到不了这个阶段，因此不关注癌症的饮食疗法。

本来，癌症的饮食疗法是推荐给所有阶段的癌症患者的。特别是在手术切除病灶后，应尽早着手进行饮食治疗。

癌症是以代谢（体内物质的变化和更替）异常和免疫力（即使病原体和癌细胞侵入体内，也抑制发病的能力）下降为基础而引发的"系统性疾病"。只不过是癌症病灶偶然出现在患者的某个虚弱器官之后，仅以"胃癌""大肠癌"等局部器官的名称来称呼而已，要知道它的基础是全身。因此，就算切除了那个肿瘤，也不能说"治疗就结束了"。

我曾经认为，只要通过根治性手术切除了癌细胞病灶，治疗就结束了。我对术后的患者说："癌细胞已经清除干净了。"为了表达对熬过手术的患者的慰问，我还对他们说："想吃什么就吃什么吧。"现在，当我知道了癌症饮食疗法的意义之后，我认为这是一个很大的错误。

癌细胞出现在体内之后，其病灶本身就会导致免疫力下降，因此尽可能地切除肿瘤是非常重要的，但这只是治疗的开始而不是结束。

术后，大多会使用抗癌药物，如果在这个时候开始采用饮食疗法进行治疗，也有助于减轻抗癌药物所产生的副作用。一定要抓住这个开始食疗的机会，务必予以认真研究探讨。

更进一步说，即使是出于预防癌症的目的，按照这种饮食疗法的基本原则去做也是好的。在我们的体内，每天都有癌细胞产生，人体的免疫力会监视这些癌细胞，阻止它的增殖。这就是所谓"伯内特爵士假说"的观点，被认为是当下最有力的理论。

因此，在癌症发病之前，通过饮食来调整代谢，提高免疫力便具有重大意义。当然，出于预防目的，我们不必喝大量的蔬果汁，也不必严格控制盐分的摄入。只需按照饮食疗法的基本原则去做，就能大大提高对癌症的预防效果。关于这一点，我会在本章末尾进行说明。

下面，我就来介绍一下济阳式食疗法的具体做法。

济阳式食疗法的6条基本原则

济阳式食疗法的基本原则有以下6条（见图1）。

其中重要的3个支柱是饮用大量蔬果汁、限制盐分摄入、限制肉食（动物性脂肪、蛋白质）摄入。它们都能调整新陈代谢，提高免疫力，同时也具有抑制癌细胞增殖的效果。

6条中第1、2、3条属于此类。第4、5、6条是有助于调整代谢和增强免疫力的进一步实践。刚开始很难将所有的条目都做到，可以先从第1、2、3条开始，逐渐习惯后，渐次地将第4、5、6条也纳入其中。

第1条 饮用大量蔬果汁
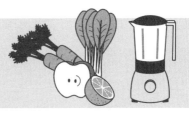

第2条 尽最大可能限制盐分的摄取，接近无盐

第3条 限制肉食的摄取
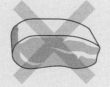

第4条 摄取未精加工的主食
（以及豆类、薯类）
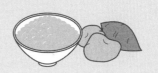

第5条 摄取有助于提升免疫力的食物
（乳酸菌、海藻、蘑菇、柠檬、蜂蜜、啤酒酵母）

第6条 灵活利用橄榄油、芝麻油、菜籽油
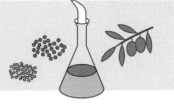

+饮用天然水、禁烟、禁酒

图1 济阳式食疗法的6条基本原则

上一章也提到过，癌症的饮食疗法最重要的是最初的 100 天，也就是前 3 个多月。各个案例的食疗效果的体现方式会有很大差异，最快 100 天左右就能看到一些效果。

即使在检查值和检查影像没有变化的情况下，在很多的案例中也能看到诸如倦怠感减轻等身体状况的改善。也许你可能会觉得"身体状况"是个模棱两可的东西，但它却是纠正代谢、提高免疫力的重要征兆。

另外，只要坚持 100 天左右，味觉和嗜好（口味）就会发生变化，会开始觉得食材本身的味道变得鲜美起来。这也是很重要的一点，它会让你产生继续进行饮食治疗的动力和自信。

此外，即使 100 天内检查结果没有变化，只要在半年至一年的时间内认真执行，大部分情况下，肿瘤标志物（患癌症时血液中会增加的、成为癌症诊断指标的物质）等检查值会出现改善，通过影像检查可以看到病灶缩小的效果。务必坚持进行，同时进行阶段性检查确认。

第 1 条

饮用大量蔬果汁

新鲜的蔬果汁是"天然抗癌药"

我在设计癌症饮食疗法的时候，学习了癌症饮食疗法的先驱——格森疗法（The Gerson Therapy），以治疗癌症和疑难杂症而闻名的甲田疗法和栗山式饮食疗法等。无论哪一种，它们的核心都是饮用大量的蔬果汁（甲田疗法中是青汁。所谓青汁，就是用大麦嫩叶、小麦嫩苗等榨成的汁）。

格森疗法创始人马克斯·格森博士说："用新鲜蔬菜、水果制成的鲜榨果汁，可定位为'天然抗癌药物'。"

其重要原因是，蔬菜水果中富含维生素 C、维生素 E、β - 胡萝卜素、多酚类、硫化合物等抗氧化成分。多酚和硫化合物也被称为植物化学成分（phytochemical，植物来源的功能性成分）。

导致癌症的病因之一是对细胞造成伤害的"活性氧"。活性氧除了紫外线、空气污染、氧化食品、有害物质等原因生成以外，还会在体内随着代谢不断产生（见图 2）。

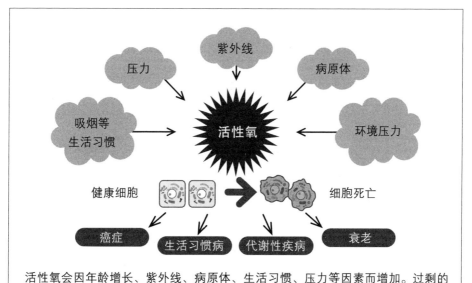

活性氧会因年龄增长、紫外线、病原体、生活习惯、压力等因素而增加。过剩的活性氧会加速衰老，提高罹患癌症的风险

注：引用并修改自《一生不需要药物的身体!健康结构图鉴》济阳高穗、栗原毅合著，宝岛社

图2　活性氧增加的原因及其对身体的危害

虽然人体具备生产抗氧化物质来消除活性氧的功能，但是由于代谢紊乱、年龄增长、过量摄入有害物质等，抗氧化物质的产生速度跟不上活性氧的生成速度，患癌风险就会升高。因此，就需要通过补充抗氧化物质来去除危险的活性氧，而对"消毒"有帮助的，就是大量的蔬果汁。

蔬菜、水果中还富含钾、钙、铁等矿物质、膳食纤维、酶素等，这些成分具有调节身体的作用。还能在使细胞代谢正常化、增强免疫力等方面发挥效果。特别是钾，它具有促进钠（盐分）排出的作用，因为体内盐分过剩，会促进癌细胞的增殖。

以上所列举的成分中，有很多会因加热而遭受破坏或流入汤汁。因此，生吃才能发挥出最佳效果，但是，生吃很难实现大量摄取，所以才以做成蔬果汁的方式来摄入。蔬果汁的优点是植物细胞被粉碎，可以有效地摄取细胞内的成分。

另外，值得注意的是，肾病和心脏病等疾病的患者，有时需要限制钾的摄取。

患有这些疾病的人，在摄取蔬果汁的时候，要咨询主治医生，遵从医嘱。

【方法】每天饮用1.5 ~ 2L无农药的蔬果汁

作为癌症的饮食疗法，饮用蔬果汁的时候，在材料的选择方面有需要注意的地方（见图3）。当然，新鲜的材料是最好的，与此同时，要尽量选择"无农药、少农药"的材料。如果使用含农药较多的蔬菜、水果制作蔬果汁，反而可能会出现中毒的情况。

●以蔬果汁的方式，每天饮用1.5～2L

适当搭配应季的蔬菜和水果，利用榨汁机制成蔬果汁，也可以做成汤

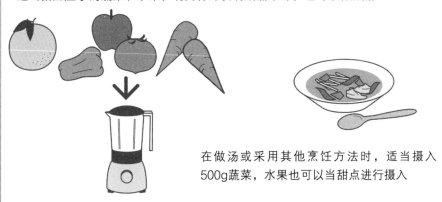

在做汤或采用其他烹饪方法时，适当摄入500g蔬菜，水果也可以当甜点进行摄入

●用于制作蔬果汁的蔬菜、水果（例）

蔬菜：卷心菜、菠菜、小松菜、萝卜叶、芹菜、西芹、茼蒿、白菜、生菜、胡萝卜、大萝卜、芜菁、西红柿、青椒、辣椒、西蓝花等

水果：葡萄柚、橙子、橘子、薄荷、蜜橘、伊予柑、柠檬、苹果、猕猴桃、香蕉、草莓、柿子、西瓜、甜瓜、菠萝、葡萄等

注意事项

选取新鲜的食材

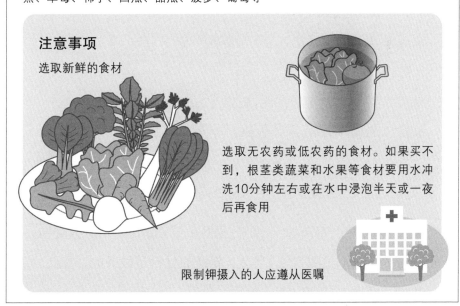

选取无农药或低农药的食材。如果买不到，根茎类蔬菜和水果等食材要用水冲洗10分钟左右或在水中浸泡半天或一夜后再食用

限制钾摄入的人应遵从医嘱

图3　蔬菜、水果的摄取方法

那些使用农药种植出来的蔬菜和水果，需要在水中浸泡一定时间，这样有助于去除所含的农药。根茎类蔬菜和水果在水里泡半天或一夜后去皮。叶菜在水中浸泡半小时即可。

在日本，对农民的要求是，在即将收获的时候，要尽量使用容易被水冲洗掉的农药。有实验结果显示，浸泡10～15分钟后，农药就几乎都清除掉了，因此可以认为浸水能够除去相当多的农药。虽然使用少量农药种植出来的蔬菜、水果，比一般的食材要更令人放心些，但最好还是稍微浸水后再食用。

选择食材时，以应季的蔬菜和水果为主，可根据自己的喜好搭配以下食材，用榨汁机制作果汁。

●蔬菜

叶菜：卷心菜、菠菜、小松菜、萝卜叶、芹菜、西芹、茼蒿、白菜、生菜等

根菜：胡萝卜、大萝卜、芜菁等

果蔬及其他：西红柿、青椒、甜椒、西蓝花等

●水果

柑橘类水果：葡萄柚、橙子、橘子、八朔橘、日本夏橙、伊予柑、柠檬等

其他：苹果、猕猴桃、香蕉、草莓、柿子、西瓜、甜瓜、菠萝、葡萄等

基本上，要尽量喝刚做好的果汁。每日的饮用量标准为 1.5 ~ 2L，分几次饮用，至少喝 2 ~ 3 次。最好是每次都现做现喝。短时间内也可以冷藏保存后饮用。

除了喝果汁以外，也要多吃蔬菜，每天摄取 500g。水果也要适当摄取应季的新鲜水果。

第 2 条　尽最大可能限制盐分的摄取，接近无盐

盐分不仅会导致高血压，还会提高患癌风险

自古以来，日本人就存在盐分摄取量较多的倾向。现在虽然已经减少了很多，但为了健康，最好将摄取量控制在现在平均摄取量的一半。

说到盐分，我们都会想到它与高血压以及由其引起的脑血栓有关。但事实上，盐分也是增加患癌风险的重要因素。我开始关注这一点的契机是秋田县进行的减盐运动。

当时，作为脑血栓高发县而闻名的秋田县，全县上下开展了持续 30 年的减盐运动，盐分摄取量减少到过去的一半。结果发现，脑血栓的发病率确实减少了一半，其中更显著的是胃癌的发病率下降了（见图 4、图 5）。

现在很多人都知道，过量的盐分会破坏胃壁，增加罹患胃癌的风险。有研究结果表明，盐分的过量摄取再加上幽门螺杆菌的感染，会进一步提升患胃癌的风险。

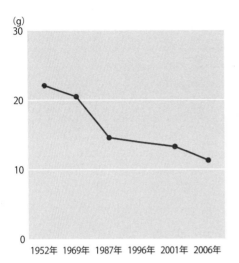

图4　秋田县居民盐分摄取量的变化

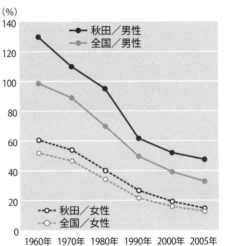

图5　胃癌死亡率的变化

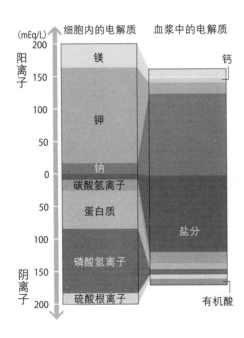

图6　细胞内外的矿物质平衡

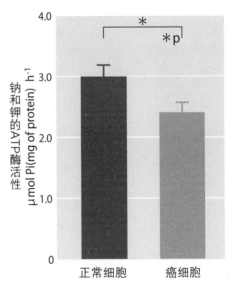

注：数据源自 FEBS Letters, Volume 563, Issues 1-3, 9 April 2004, Pages 151-154

图7　正常细胞和癌细胞的钠钾平衡

更重要的是，盐分摄取过量，会增加罹患所有类型癌症的风险，不仅局限于胃癌。这是因为高盐分容易导致细胞的矿物质平衡发生紊乱（见图 6）。

尤其重要的是，细胞外液较多的钠和细胞内液较多的钾之间的平衡，被称为细胞的钠钾平衡（见图 7）。盐分摄取过量，会扰乱这种平衡，导致细胞代谢异常，进而成为患癌风险升高的原因之一。

最近，为在本院的指导下坚持饮食疗法的患者测量了尿液中的钠含量。尿液中的钠含量随着盐分的摄入量增加而增加，它将成为盐分摄入量的指标。

通常情况下，吃普通食物的人的尿液中的钠含量为 50 ～ 100mEq/L。控制盐分摄入之后，就会低于这个数值，这就是癌症饮食疗法的意义所在。

在所测量的 242 例病例中，有 59 例尿液中的钠含量被控制在 30mEq/L 以下，这是一个相当低的水平。从这些患者的病情来看，病情得到改善及维持现状者超过 2/3，呈现出非常良好的趋势。

第 1 章介绍的 T.T. 先生就是其中一例（见第 8 页）。T.T. 先生的尿液中的钠含量在 30mEq/L 以下，这是一个较低的水平，从这个数值可以看出他严格控制了盐分摄入量。确诊时，前列腺癌已经转移到肺部和骨骼，但是通过这种彻底的控盐饮食，1 年多的时间里，所有的癌细胞都消失了。

另外，242 名患者中有 148 名超过 51mEq/L，在癌症饮食疗法实践中，这是一个相对较高的水平。从这些患者的病程来看，改善和不变的病例仅占半数以下。

因为还存在其他因素，所以不能一概而论，但是，从这样的结果可以看出限制盐分摄入的重要性。在格森疗法中，也非常重视严格控制盐分的摄入量，这或许是因为格森博士根据自己的经验知道了盐分和癌症的关系。

基于以上原因，在济阳式食疗法中，我们将限制盐分摄入定位为重要原则。

【方法】不用盐做调味料，避开高盐分食品

在日常的烹饪中，原则上不使用盐或含盐的调味料（酱油、味噌、酱汁等）。如果实在需要，则使用少量的"低钠盐"或"低盐酱油"。它们由于添加了氯化钾，钠的用量减少了 40% ~ 60%（肾脏病等限制钾摄入的人不要使用）。

如果低盐酱油搭配等量的醋或柠檬汁，盐分便只有普通酱油的1/4，而且酸味十足，别有一番滋味。可尝试用来做凉拌豆腐、凉拌菜、生鱼片等。

不仅如此，如果能够灵活利用醋、柠檬汁、柚子汁、酢橘汁等酸味调料，即使盐分减少也能吃得很香。

另外，如果能够活用海带、鲣鱼干、鲱鱼干等做高汤汁，胡椒、辣椒、咖喱粉、肉桂、辣椒粉等香辛料，紫苏、姜、葱、蒜等有香味儿的蔬菜，即使限制盐分，也能弥补盐分不足所带来的味道欠缺（见图8）。

高汤汁，即使有点麻烦，也要自己在家使用天然材料来制作。市售的颗粒和液体汤汁中含有美味成分"谷氨酸钠"，使用后，即使不咸也会摄入盐分。使用天然材料制成的高汤料包也是不错的选择。

●灵活利用自家制低盐酱油

将等量的低盐酱油和醋或柠檬汁混合，放入自己专用的酱油罐中，在凉拌蔬菜或凉拌豆腐上淋少许

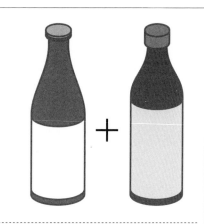

●醋和柠檬汁等酸味调料

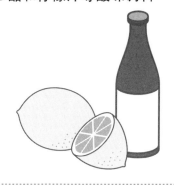

●充分发挥高汤汁的作用

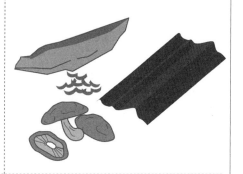

●灵活利用芥末、辣根、辣椒、花椒、胡椒等香辛料

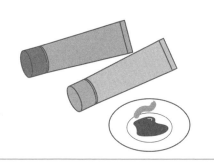

●灵活利用葱、姜、紫苏等有香味儿的蔬菜

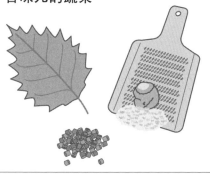

图8　盐分的控制方法

原本就含有大量盐分的盐藏品（用盐腌制的食品），如咸鳕鱼子、盐渍鲑鱼子、咸菜、咸烹海味、干鱼、咸鲑鱼等，当然要尽量避开。火腿、香肠、培根等加工食品、圆筒状鱼糕、油炸鱼丸等将鱼肉磨碎搅和其他材料制成的熟食品也含有大量盐分。这些加工食品还含有很多会增加患癌风险的食品添加剂，所以从这个意义上讲，摄入量也要减少到一半以下。

另外，面类中的汤汁也是高盐分的，要剩下不吃。

市售的现成家常菜和便当中含有大量的盐和添加剂，所以基本上要以自己制作的饭菜为主。外出就餐时，可以选择自己能调节盐分的食物，比如"吃荞麦面少蘸酱汁""吃生鱼片套餐少蘸酱油"等。

第3条

限制肉食的摄取

牛肉、猪肉等蛋白质会增加患癌风险

在癌症的饮食疗法中，同盐分一样会成为问题的是动物性食品的过量摄取。动物性食品，广义上是指肉类、鱼贝类、鸡蛋等，其中对癌症有特别恶劣影响的是肉类，尤其是牛、猪、羊等四足哺乳动物的肉。

四足哺乳动物的蛋白质被称为"动物蛋白"，同样，脂肪被称为"动物脂肪"。我们知道，它们都有增加癌症的发病和癌细胞增殖的风险。

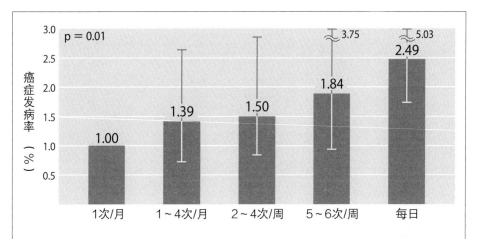

注：Willet等，NEnglJMed，1990

这是一项比较食用瘦牛肉的不同频率与大肠癌发病率之间关系研究。每天吃瘦牛肉人的发病率大约是每月吃1次以下的人的2.5倍

图9　瘦牛肉的食用频率与大肠癌的关系

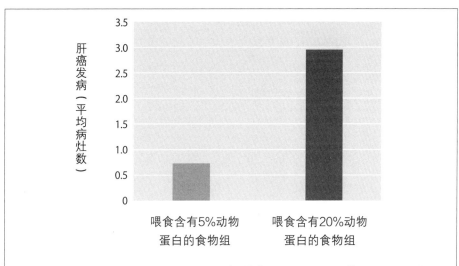

注：取自T.Colin Campbell等，The China Study

给两组小鼠各喂食含有5%动物蛋白的食物和含有20%动物蛋白的食物，并投喂诱发肝癌的物质。20%组的肝癌发病率约为5%组的3倍

图10　动物蛋白与肝癌

美国哈佛大学的沃特·威利特教授，研究了瘦牛肉的食用频率与大肠癌的发病率之间的关系，研究报告显示每天吃瘦牛肉的人，大肠癌的发病率大约是每月食用1次以下的人的2.5倍（见图9）。

另外，美国康奈尔大学的 T. 柯林·坎贝尔博士，给两组小鼠中的一组投喂含有5%动物蛋白的食物，另一组喂食含有20%动物蛋白的食物，并给它们注射了能诱发肝癌的物质，结果发现后者的肝癌发病率大约是前者的3倍（见图10）。

蛋白质是由成千上万个氨基酸结合而成的。我们所摄取的蛋白质会被分解成氨基酸，转化成人体所必需的物质。过多的动物蛋白的摄入，会使这种分解、合成变得非常活跃，容易发生氨基酸序列错误，从而增加罹患癌症的风险。

与植物性蛋白质相比，这种倾向出现在广义上的所有动物性蛋白质中，其中最需要注意的是四足哺乳动物蛋白质。

肉类脂肪摄入过剩会降低对癌症的免疫

如果牛肉、猪肉等所含的动物脂肪摄入过多，也会对癌症产生不良影响。动物脂肪中含有大量的饱和脂肪酸（油脂的基础成分）。

饱和脂肪酸会增加血液中作为脂质载体的低密度脂蛋白（LDL），而 LDL 一旦被氧化，就会变成加速动脉硬化的"氧化低密度脂蛋白（OX-LDL）"。

氧化低密度脂蛋白是有害的，由在血液中游弋的免疫细胞——巨噬细胞吸收并处理。吸收了大量氧化低密度脂蛋白的巨噬细胞无法活

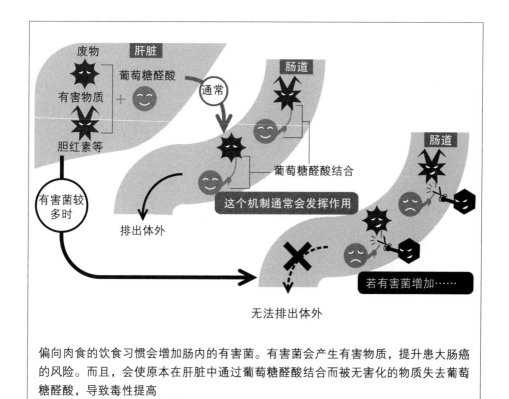

偏向肉食的饮食习惯会增加肠内的有害菌。有害菌会产生有害物质，提升患大肠癌的风险。而且，会使原本在肝脏中通过葡萄糖醛酸结合而被无害化的物质失去葡萄糖醛酸，导致毒性提高

图11　肉食与癌症的关系

动后，会在血管壁上沉积下来，由此加剧动脉硬化。

巨噬细胞还有"发现并处理癌细胞"的作用。摄入大量动物脂肪后，血液中的氧化低密度脂蛋白会增加，就需动用大量的巨噬细胞来处理，这样一来，巨噬细胞便无暇顾及对癌细胞的处理，从而容易导致癌细胞的产生和增殖。

同时，动物脂肪摄入过多会造成动脉硬化加剧，血流不畅，导致巨噬细胞等免疫细胞难以到达癌症病灶部位。

除此之外，肉食在其他意义上也会对癌症产生不良影响。

我们的肠道中栖息着 300 种、100 兆个肠道细菌，如果偏向肉食，其中对身体有害的菌就会增加。有害菌会在体内释放出可转化为致癌物的胺等毒性物质，提高患癌风险。

另外，胆汁（脂肪的消化液）的成分胆红素，在肝脏中形成后被输送到肠中，因为毒性很强，所以它与葡萄糖醛酸这种物质结合后被脱毒。有害菌通过分泌一种名为 β 葡萄糖醛酸的酶，令葡萄糖醛酸脱失，使胆红素的毒性显露出来，导致大肠壁损伤，增加患大肠癌的风险（见图 11）。

四足哺乳动物的肉就这样在多个方面增加了患癌风险。

【方法】至少半年之内避开食用牛肉和猪肉，吃鸡肉和海鲜等

基于以上原因，采用济阳式食疗法，至少半年之内，不要吃四足哺乳动物（牛、猪、羊等）的肉。如果超过半年，癌症仍未见好转，则延长禁食期（见图 12）。

从影像检查和肿瘤标志物数值的结果来看，在体内仍有癌细胞残留时，基本的做法是避免摄入四足哺乳动物的肉。在检查确认癌细胞消失后，可以在观察病程的同时，谨慎、慢慢地重新开始摄入。

身体所需的蛋白质，可以通过鸡肉和鱼贝类（后面将会对种类进行详细介绍）等来摄入，这些蛋白质的摄取量一般为平时量（之前摄取量）的 70% ~ 80%，不可摄取过多。

优质鸡蛋（如放养的吃谷类或贝壳饲料长大的鸡所产的蛋）的摄入标准是，每天 1 ~ 2 个。作为植物性蛋白质来源的纳豆和豆腐等大

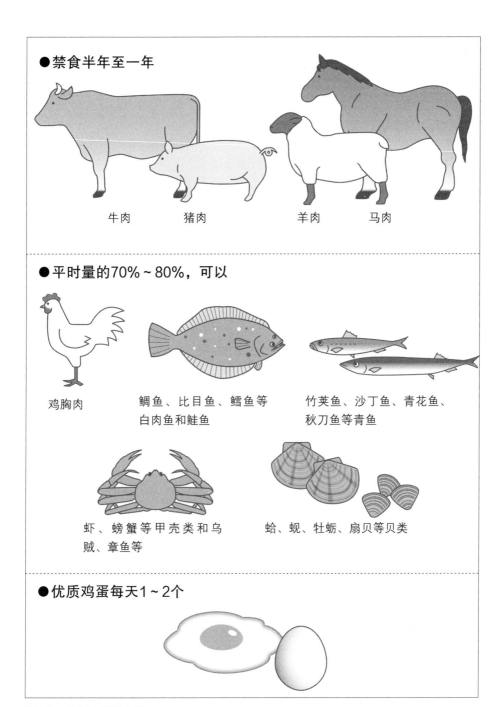

●禁食半年至一年

　　牛肉　　　猪肉　　　　　　羊肉　　　马肉

●平时量的70%～80%，可以

鸡胸肉

鲷鱼、比目鱼、鳕鱼等
白肉鱼和鲑鱼

竹荚鱼、沙丁鱼、青花鱼、
秋刀鱼等青鱼

虾、螃蟹等甲壳类和乌
贼、章鱼等

蛤、蚬、牡蛎、扇贝等贝类

●优质鸡蛋每天1～2个

图12　肉食的控制方法

豆制品，可以按照正常量食用（详见第4条）。

与四足哺乳动物相比，鸡肉脂肪中所含的饱和脂肪酸比较少，但还是要尽量选择脂肪少的鸡胸肉会更放心。

在鱼贝类中，红肉的金枪鱼和鲣鱼要尽量避开。金枪鱼和鲣鱼的红色是负责运送氧气的肌红蛋白所致，这些都是容易氧化的成分。氧化后的成分会损伤细胞，增加患癌风险。此外，在氧失去结合的时候，会产生一部分有害的活性氧。健康的时候吃这些鱼是没有问题的，但是癌症患者要尽量避免食用。

采用济阳式食疗法，可放心食用的鱼贝类有鲷鱼、鲽鱼、比目鱼、鳕鱼等白肉鱼，竹荚鱼、沙丁鱼、青花鱼、秋刀鱼等青鱼，蛤、蚬、牡蛎、扇贝等贝类，另外有虾、螃蟹等甲壳类以及乌贼、章鱼等。

另外，鲑鱼的红色并不是血红蛋白或肌红蛋白，而是一种名为虾青素的抗氧化物质。从这个意义上来说，鲑鱼可以说是癌症食疗中可灵活利用的鱼之一（咸鲑鱼除外）。

青鱼富含EPA（二十碳五烯酸）和DHA（二十二碳六烯酸）等成分，是现代人容易缺乏的ω-3脂肪酸，这一点值得推荐。虽然背、腹之间的黑红色的肉含有血红蛋白和肌红蛋白，但因为含量很少，所以食用也无妨。不过，青鱼是所谓"容易腐坏"的食品之一，所以要尽量选择新鲜的。

鱼类的干货，无论是从高盐分方面，还是从较高氧化的可能性方面都要避开食用。小沙丁鱼干和樱虾等，如果是只含有自然盐分的新鲜的东西，在烹饪上下点儿功夫，摄入一些也没关系。如果盐分较高，可以用热水浸泡等方式将盐去掉，可少量用作调味料。

第4条

摄取未精加工的主食（以及豆类、薯类）

胚芽中富含有助于抗癌的成分

白米是通过碾磨把糙米的糠层（果皮、种皮）和胚芽去除而制成的。被去除掉的胚芽部分含有维生素 B 族和维生素 E、抗氧化物质木脂素和植酸、膳食纤维等有助于改善代谢、利于抗癌的各种成分。

从营养角度来说，去掉胚芽成分是非常浪费的。全麦粉（含有胚芽成分的面粉）和白面也是同样的道理。

要维持第 2 条所涉及的"细胞的钠钾平衡"正常，细胞的能量"ATP"非常重要。在自然情况下，则需要能量来保持细胞外钠和细胞内钾的浓度分别在细胞内外达到相同的浓度。

这种能量的产生离不开维生素 B 族。维生素 B 族是一种在现代饮食生活中难以摄取到的维生素，但如果食用未精加工的谷物，则能实现有效摄入。

因此，在济阳式食疗法中，要充分利用未精加工的谷物，如糙米、胚芽米、留有一定程度糠层的去壳米等。最近，容易食用且营养丰富的发芽糙米也很受欢迎。市面上也出现了全麦面包、全麦意大利面等（见图 13、图 14）。

此外，将含有胚芽成分或营养成分与之相近的小米、稗子、黍子、大麦等杂粮与白米混合在一起煮也是不错的选择。

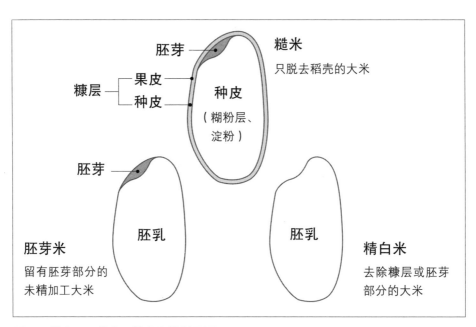

图13　糙米、胚芽米、精白米的剖面图

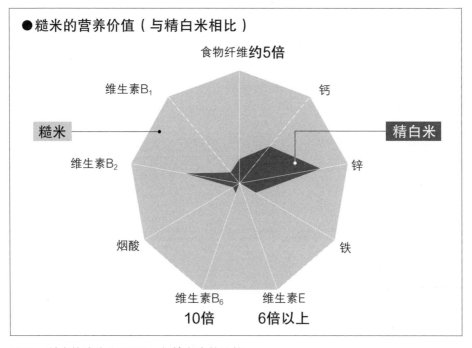

图14　糙米的成分为100%，与精白米的比较

灵活利用富含调节代谢成分的豆类、薯类

以大豆为代表的豆类、豆制品中含有大量的优质蛋白质、维生素、矿物质、膳食纤维等。

特别是大豆、纳豆、豆腐等大豆制品中，除了重要的维生素 B 族之外，还含有丰富的可抑制癌症和动脉硬化的多酚——异黄酮。

以研究大豆而闻名的京都大学名誉教授家森幸男先生的研究报告显示，通过大规模的流行病学调查（针对疾病和健康状态，以广泛的地域和众多的群体为对象，以统计学的角度明确其原因和发生状态的调查），大豆异黄酮对前列腺癌和乳腺癌具有抑制作用（见图 15）。

除此之外，薯类也富含各种维生素、矿物质、膳食纤维等，是调节代谢需要常食的食品。在癌症的饮食疗法中，也可以作为小吃或点心来放心食用。

【方法】1天1次以未精加工的谷物为主食，并进食豆类、薯类

主食以未精加工的谷物为宜，不必每餐都吃，但一天至少吃一次。糙米、发芽糙米、胚芽米、去壳米、全麦面包、全麦意大利面、小米、稗子、黍子、大麦等粗粮作为主食每天至少吃一次（见图 16）。

也许有很多人认为糙米"难以煮熟""太硬不容易吃"，但最近电饭煲有了"糙米模式"，可以很容易地煮出美味的糙米饭。即使没有糙米模式，只要延长浸泡时间，用稍多的水煮两次（煮好后再按一次开关），就可以煮得柔软。习惯后，很多人会觉得比白米更有味道、更好吃。

胚芽米和发芽糙米，煮起来更加简便。此外，市面上也有杂粮包

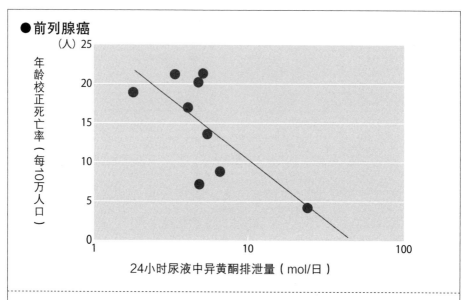

●前列腺癌

年龄校正死亡率（每10万人口）

24小时尿液中异黄酮排泄量（mol/日）

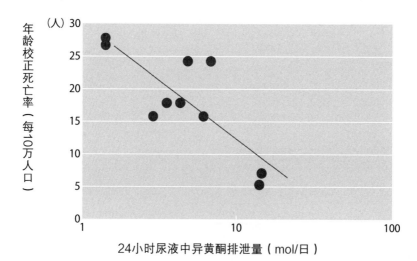

●乳腺癌

年龄校正死亡率（每10万人口）

24小时尿液中异黄酮排泄量（mol/日）

※依据京都大学家森幸男名誉教授的研究

　　检查反映大豆和大豆制品的摄取量与尿中异黄酮排泄量，并与前列腺癌和乳腺癌死亡率进行比较的大规模调查。结果显示，异黄酮排泄量越多（大豆、大豆制品摄入量越多）的人死亡率越低

图15　大豆异黄酮的抗癌效果

●每天至少吃一次糙米或同类的主食

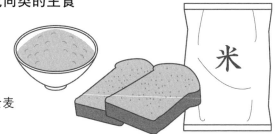

糙米、胚芽米、五谷米、全麦
面包、全麦意大利面等

轻松煮出美味糙米的诀窍

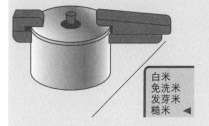

白米
免洗米
发芽米
糙米

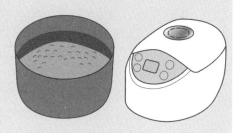

利用压力锅或者电饭煲的糙米模式

煮饭方式与白米相同，但浸水时间要稍长一些，这样煮出来的饭会更好吃

用普通电饭煲做饭

用清水浸泡一晚，多加一些水（比煮白米时用水量多20%～30%，或比电饭煲的正常水量多半刻度的水），煮两次

●每天至少吃一次豆类、薯类

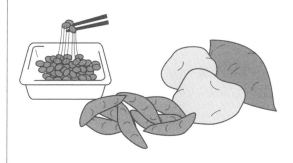

纳豆、豆腐、毛豆、煮豆
（淡味）、豆芽、土豆、
地瓜、芋头、山药等

图16 未精加工的主食的摄取方法

出售，可以混合在白米中简单煮熟。选择其中最容易实施的方法，来摄取未精加工的谷物。

至于豆类、豆制品，每天至少吃一次大豆、纳豆、豆腐、毛豆、赤小豆、鹰嘴豆、扁豆等豆类中的一种。要选择不同种类的豆或豆制品，避免重样。

薯类也要吃，每天至少吃一次土豆、地瓜、芋头、山药等其中的一种。

通过蒸、烤、煮等简单的烹调即可食用，而且量大也是薯类的优点。不仅仅是作为配菜，肚子饿的时候也可以当作零食来吃。

第5条　摄取有助于提升免疫力的食物
（乳酸菌、海藻、蘑菇、柠檬、蜂蜜、啤酒酵母）

利用6种食品增强免疫力

第5条列举了有助于通过增强免疫力来改善癌症的6种食品。它们是乳酸菌、海藻、蘑菇、柠檬、蜂蜜、啤酒酵母。接下来我将逐一介绍它们的效果和摄食方法（见图17）。

乳酸菌：增加肠道益生菌，增强免疫力

如第3条所述，肠内的有害菌增多，是导致大肠癌等患癌风险提

高的一个原因。因此，在癌症的饮食疗法中，调整肠内环境、增加有益菌也是关键。

对此能够发挥作用的是乳酸菌。通常情况下，随着年龄的增长，肠道内有害菌的比例会升高。在防止发生这种情况的意义上，我们也应该积极摄取乳酸菌。

乳酸菌在增加肠内有益菌的同时，还具有刺激位于小肠壁上的免疫组织——"潘氏斑"（Peyer's Patches）增加淋巴细胞的功能。

【方法】选择优质酸奶或大豆酸奶

乳酸菌的代表性来源就是酸奶。尽量选择用优质牛奶（吃牧草、户外运动充分的非怀孕牛的牛奶）制成的酸奶，每天摄入300 ~ 500g。

如果买不到优质酸奶，可以选择大豆酸奶。

近年来，我们发现，乳腺癌、卵巢癌、子宫癌等癌症的患者，最好不要吃乳制品。这些癌症的患者要避免饮用乳制品，多喝大豆酸奶。

海藻：丰富的褐藻糖胶能提高免疫力

裙带菜和海带等海藻中，富含一种能提高免疫力的名为褐藻糖胶的膳食纤维。近畿大学医学部发表的报告称，给患癌症的老鼠（实验用小型老鼠）注射褐藻糖胶和抗癌药后，获得了延长生命的效果。

海藻中还含有大量的钾、钙、铁、碘等矿物质，以及褐藻糖胶以外的海藻酸等膳食纤维，这些成分有助于调整代谢。

【方法】每天至少摄取一种海藻

每天至少吃一种海藻，如海带、羊栖菜、海苔、青苔等。常备一些可以直接吃的海苔和青苔，以及可以用水泡开的干裙带菜和干羊栖菜等，食用起来会比较方便。

蘑菇：β-葡聚糖激活小肠免疫

香菇、金针菇等菌类中富含一种叫作β-葡聚糖的膳食纤维，能提高免疫功能。β-葡聚糖和乳酸菌一样，能够刺激肠道中的潘氏斑，促进淋巴细胞的增加。

另外，香菇中所含的香菇嘌呤（Eritadenine）成分，还有抑制同型半胱氨酸的作用，同型半胱氨酸会导致动脉硬化。

【方法】每天至少吃一种蘑菇

每天至少吃一种菌菇类食物，如香菇、金针菇、舞菇、口蘑、木耳、滑子菇等。常备干香菇，便于随时用水泡开食用。

柠檬：富含产生能量所必需的柠檬酸

为了抑制癌症，需要顺利产生细胞的能量ATP。ATP是通过名为"柠檬酸循环"的反应系统的运转而产生的。柠檬中富含的柠檬酸是该反应系统的运转所不可或缺的。

柠檬中还含有大量的强抗氧化物质圣草次苷和维生素 C 等成分，从这个意义上来说，柠檬在抑制癌症方面具有很大的作用。

【方法】一天吃两个柠檬

在济阳式食疗法中，每天要吃两个柠檬。与第 1 条蔬果汁中使用的柠檬分开，另外吃两个。可以采取多种方式来摄入柠檬，例如，将柠檬汁浇在酸奶或其他菜肴上来代替调味料，或加水稀释后掺入蜂蜜饮用，还可以将柠檬切片腌渍成蜂蜜柠檬片。另外，柠檬最好选择无农药的，如果不是，可在水中浸泡一夜，清除掉果皮上的农药。

蜂蜜：含有有助于增强免疫力的花粉

蜂蜜含有各种维生素、矿物质和酵素以及有助于增强免疫力的花粉。

济阳式食疗法对糖的摄入并没有严格限制，但是因为糖会使血糖值急剧上升，对身体造成不良影响，所以不推荐食用。蜂蜜根据种类的不同，既有报告称会延缓血糖上升速度（刺槐蜂蜜），也有报告称会被顺利代谢，不易对身体造成不良影响。

【方法】一天吃两大匙优质蜂蜜

每天两大匙优质蜂蜜（产地明确且制造商可靠）。可用蜂蜜代替糖来饮用或用于做菜。另外，与白砂糖相比，黑糖和蔗糖更不易使血糖升高，所以，想要添加蜂蜜以外的甜味剂时，可以少量使用它们。

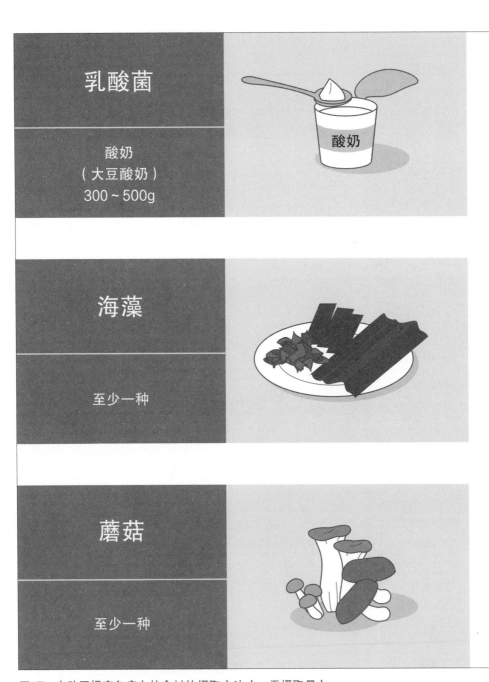

图17　有助于提高免疫力的食材的摄取方法（一天摄取量）

柠檬

两个
（与蔬果汁分开）

蜂蜜

两大匙

蜂蜜

啤酒酵母

早晚各10粒

啤酒
酵母

啤酒酵母：富含优质蛋白质和维生素B族

有报告显示，啤酒酵母菌分植物性和动物性，共有600多种。其特点是，没有一般动物性蛋白质的弊害，而且含有优质蛋白质。还有酵母中原本就含有的维生素B族、膳食纤维、矿物质等成分。

济阳式食疗法是限制动物性蛋白质的摄入的，为了弥补这一点，建议大家多吃啤酒酵母食品。在癌症和疑难病的饮食疗法中有实际效果的甲田疗法也推荐啤酒酵母。

【方法】早晚各10粒

每天早晚各服用10粒啤酒酵母食品（爱表斯天然啤酒酵母颗粒）。用足量的水一起服用。

第6条

灵活利用橄榄油、芝麻油、菜籽油

稳定、不易氧化的植物油

在第3条中提到了要控制动物性脂肪的摄入，但植物性脂肪也不要摄取过多。脂肪摄取过多会导致肥胖，增加患大肠癌和乳腺癌的风险。不要连续食用油炸类的食物。

在此基础上，烹调时，可以灵活运用橄榄油、芝麻油、菜籽油。它们都是植物油，富含油酸，而油酸是一种比较稳定的脂肪酸，不易氧化。

植物油中主要的脂肪酸大致分为以下几种。

❶亚油酸等 ω–6 系列多不饱和脂肪酸（豆油、玉米油、棉籽油等油中含量较多）

❷亚麻酸等 ω–3 系列多不饱和脂肪酸（紫苏油、亚麻籽油等含量较多）

❸油酸等 ω–9 系列单不饱和脂肪酸（橄榄油、芝麻油、菜籽油中含量较多）

均衡摄取这 3 种植物油是最理想的，不过，现代的饮食生活中，容易过量摄取❶类油，这种偏食是导致罹患癌症等生活习惯病风险升高的原因之一。

因此，为保持脂肪酸的平衡，油酸含量丰富的❸类植物油会起到很大作用。如果不加热直接生吃，也可以使用❷类的植物油。

另外，植物油固态化的人造黄油和起酥油（猪油的替代品）中含有有害的反式脂肪酸，应避免食用（见图 18）。

【方法】少量食用油酸含量高的植物油

加热烹调时，少量使用橄榄油、芝麻油和菜籽油。

生食的沙拉酱等可以使用紫苏油、亚麻籽油。这些食物加热后非常容易氧化，所以一定要生吃。

无论是什么种类的油，都不要使用旧油。氧化后的油中含有一种名为过氧化脂质的有害物质，它会损伤细胞，增加患癌风险。尽可能

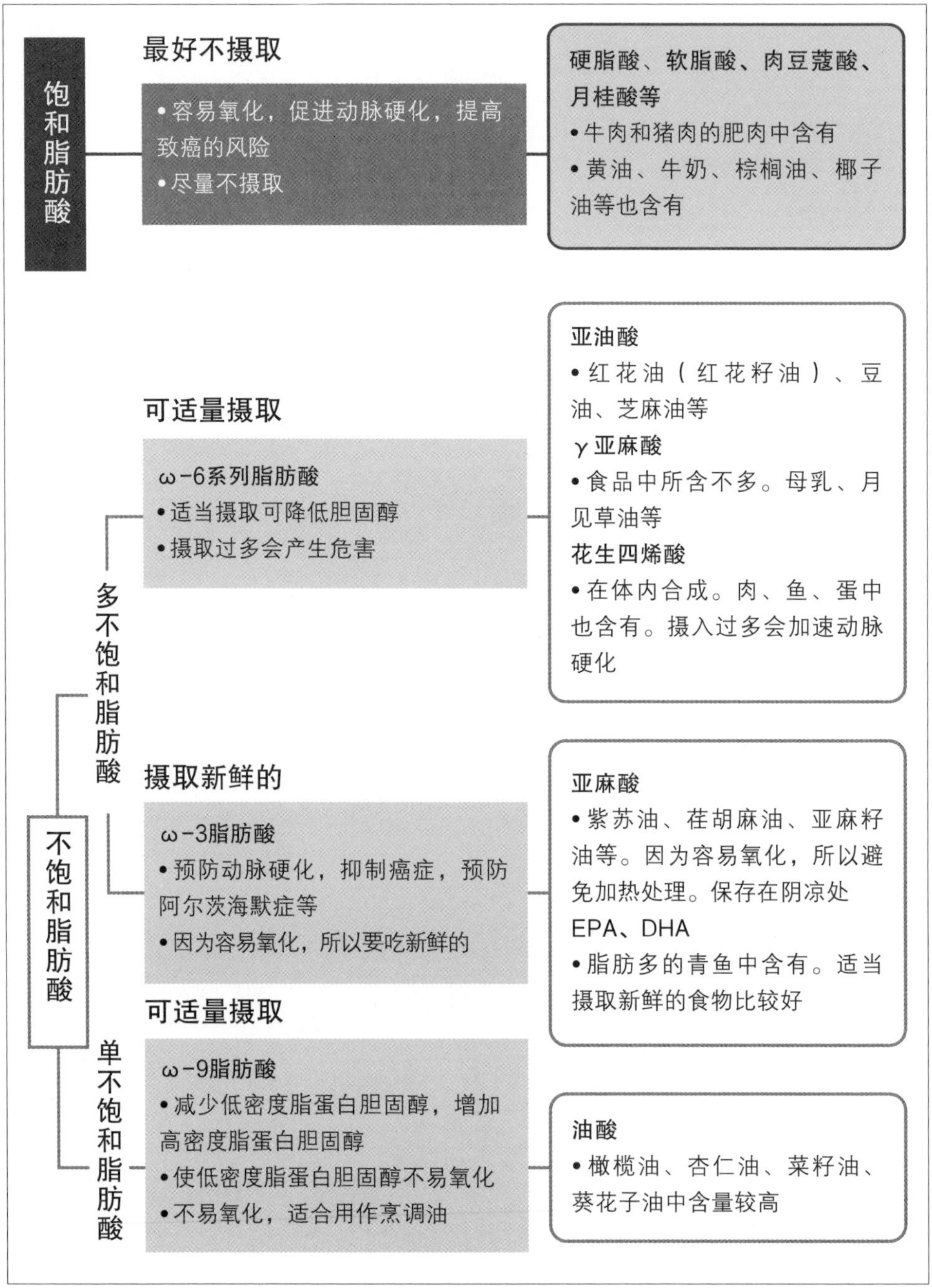

饱和脂肪酸	**最好不摄取**	硬脂酸、软脂酸、肉豆蔻酸、月桂酸等
	• 容易氧化，促进动脉硬化，提高致癌的风险 • 尽量不摄取	• 牛肉和猪肉的肥肉中含有 • 黄油、牛奶、棕榈油、椰子油等也含有

不饱和脂肪酸

多不饱和脂肪酸

可适量摄取

ω-6系列脂肪酸
• 适当摄取可降低胆固醇
• 摄取过多会产生危害

亚油酸
• 红花油（红花籽油）、豆油、芝麻油等

γ亚麻酸
• 食品中所含不多。母乳、月见草油等

花生四烯酸
• 在体内合成。肉、鱼、蛋中也含有。摄入过多会加速动脉硬化

摄取新鲜的

ω-3脂肪酸
• 预防动脉硬化，抑制癌症，预防阿尔茨海默症等
• 因为容易氧化，所以要吃新鲜的

亚麻酸
• 紫苏油、荏胡麻油、亚麻籽油等。因为容易氧化，所以避免加热处理。保存在阴凉处

EPA、DHA
• 脂肪多的青鱼中含有。适当摄取新鲜的食物比较好

单不饱和脂肪酸

可适量摄取

ω-9脂肪酸
• 减少低密度脂蛋白胆固醇，增加高密度脂蛋白胆固醇
• 使低密度脂蛋白胆固醇不易氧化
• 不易氧化，适合用作烹调油

油酸
• 橄榄油、杏仁油、菜籽油、葵花子油中含量较高

图18 脂肪酸的种类和特征

少量购买，将其存放在阴凉处并尽快食用。

6条之外的注意事项（饮水、吸烟、饮酒）

除了以上 6 条，还需要注意以下事项。

●喝天然水

日常用水，特别是饮用水，不要使用自来水，要用天然水。自来水几乎都是河川的水被净化后的产物，大多含有上游农田里使用的农药，另外为了防止杂菌等的繁殖而添加了氯。虽说是为了安全而采取的措施，但氯会增加体内的活性氧，所以癌症患者最好不要将其摄入体内。

尽量饮用瓶装的天然水（大部分是从地下 120m 汲取出来的水）。如果很难买到，尽量饮用经过有除氯功能的净水器过滤后的水。

●戒烟

当然，在进行癌症饮食治疗时，戒烟是大前提。因为香烟是致癌物质的集合体，所以在进行饮食治疗时，不戒烟是很难产生效果的（见图 19）。

●禁酒一段时间

根据病情，至少要戒酒半年至一年。酒精不仅会提高身体对致癌物质的吸收，还会加重肝脏的负担，是造成代谢减慢的原因之一。在

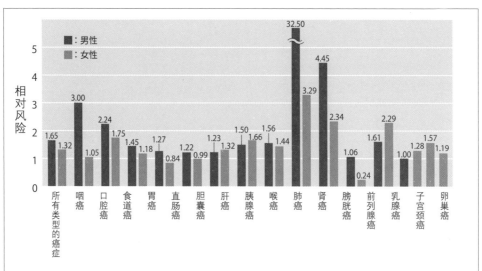

资料: Life-style and mortality, Hirayama, 1990年

该图显示，假设不吸烟的人患病风险为1时，吸烟者的患癌风险会不同程度地升高。几乎所有类型癌症的患病风险都会升高。尤其是喉癌、口腔/咽癌、肺癌、食道癌等

图19　吸烟者与非吸烟者的相对风险

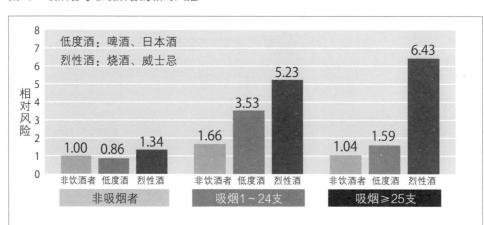

资料: Life-style and mortality, Hirayama, 1990年

致癌物质的吸收会因为变应性反应而提高，所以更加危险。特别是食道癌，两者加在一起，危险度会增加6倍以上

图20　饮酒、吸烟者患食道癌的相对风险更高

检查结果显示体内有癌细胞的期间，要持续戒酒（见图 20）。

如果过程顺利，几个月后可视情况逐渐恢复少量饮酒，可以享受晚上小酌的乐趣。

平时要吃可预防癌症的食物

充分发掘利用济阳式食疗法的核心精髓预防癌症

如本章所述，济阳式食疗法以"提高免疫力""调节代谢""去除致癌因素之一的活性氧"等为目的，通过食物的摄取和限制来防治癌症。

如果能够活用这个核心精髓，作为预防癌症的饮食也是非常有效的。如果是出于预防的目的，则不需要进行那么严格的摄入或限制，参考如下标准去做就可以了。

❶ 每天饮用400～600mL的蔬果汁

无须像癌症的饮食疗法那样大量饮用，不过，如果习惯性饮用新鲜蔬果汁，则有助于预防癌症（材料和制作方法见图 21）。同时，在餐食方面，每天要吃 350g 左右的蔬菜以及适量的水果。

❷ 控制盐分

虽然没有必要接近无盐，但是作为标准，还是要将一天的盐分

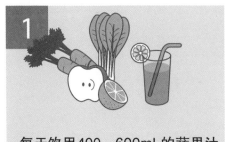

每天饮用400～600mL的蔬果汁

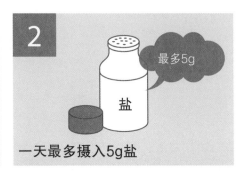

最多5g

盐

一天最多摄入5g盐

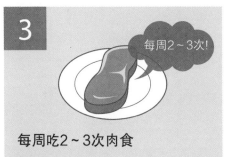

每周2～3次！

每周吃2～3次肉食

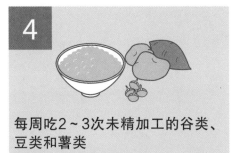

每周吃2～3次未精加工的谷类、豆类和薯类

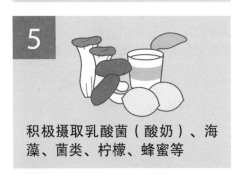

积极摄取乳酸菌（酸奶）、海藻、菌类、柠檬、蜂蜜等

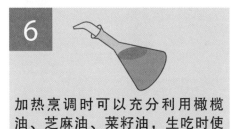

加热烹调时可以充分利用橄榄油、芝麻油、菜籽油，生吃时使用紫苏油、胡麻油、亚麻籽油

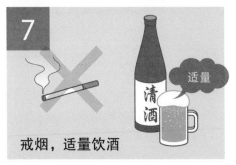

戒烟，适量饮酒

图21 预防癌症的济阳式食疗法

摄入量控制在 5g 以下。目前，日本人每天的平均盐摄入量为男性 10.8g，女性 9.1g（根据 2019 年国民健康、营养调查）。如果平时饮食较均衡，该标准大约是平时盐量的一半左右。

在厚生劳动省制定的《日本人饮食摄取标准》中，成年男性每日盐分摄取的目标量为 7.5 ~ 8g，成年女性为 6.5 ~ 7g。

与此相比，每天 5g 的摄入量可能会让人觉得有些严苛，但 5g 是 WHO（世界卫生组织）推荐的世界标准。务必要做到这一点，这样有助于预防癌症。

❸ 少吃肉

牛肉、猪肉等四足哺乳动物的肉类摄取，每周控制在 2 ~ 3 次。实现这一点的简单方法是，不要连续吃两天。如果吃了牛肉或猪肉，第二天的主菜就换成鱼肉或鸡肉。其他蛋白质的摄入，按平时的量就可以，但含脂肪多的食物要少吃。

❹ 未精加工的谷类、豆类、薯类的摄取

不必每天都吃，每周吃 2 ~ 3 次未精加工的谷类和豆类、薯类就可以了。

❺ 补充有助于提高免疫的食材

积极摄入乳酸菌（酸奶），裙带菜和海带等海藻，香菇和金针菇等菌类，柠檬，蜂蜜等。

济阳式
食疗法的最新食谱

即使是晚期癌症，济阳式食疗法的有效率也能达到 60% 以上。
在此，按照主食、主菜、配菜、汤、蔬果汁、酸奶的类别，介
绍最新的食谱。每个人都可以选择自己喜欢的菜谱，进行多种
组合。

● 1 大匙为 15mL，1 小匙为 5mL，1 杯为 200mL。
● 微波炉和烤箱的加热情况因机型而异，根据具体情况进行加热。
● 每道饭菜的营养量（热量、盐分）均以材料所标记的量来计算。

菜谱设计、烹饪、造型 : 松尾美雪（注册营养师）
主编 : 济阳高穗
摄影 : 久保田健

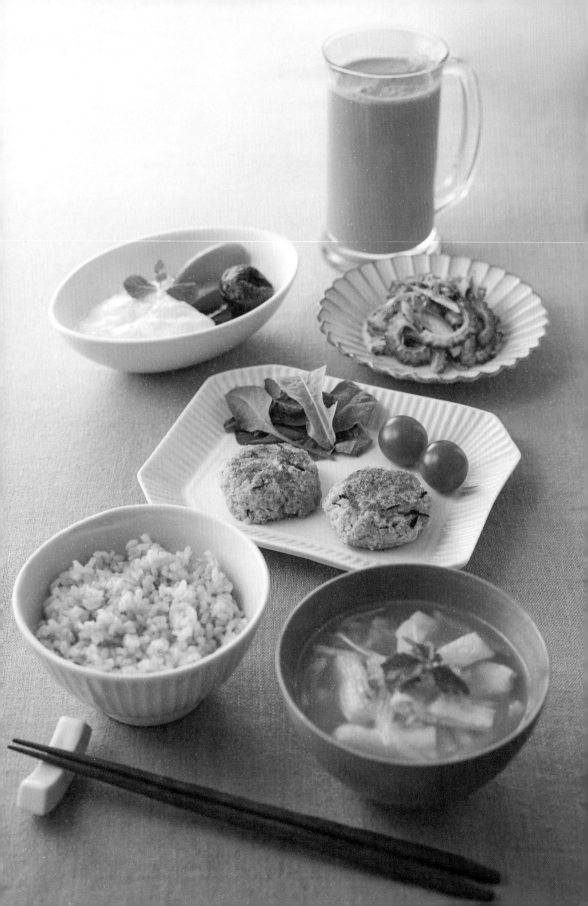

主食

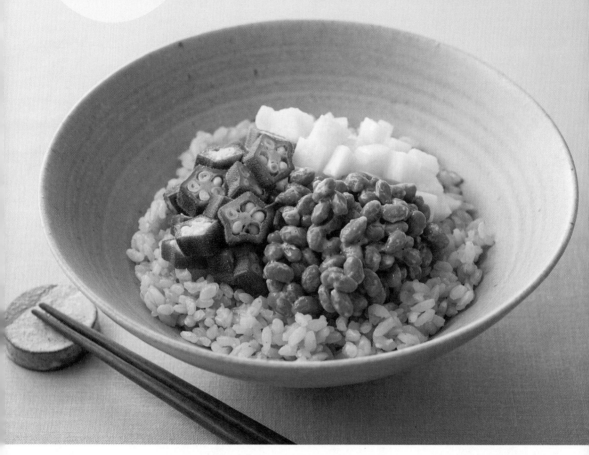

本次介绍的主食若搭配主菜，可能会导致蛋白质摄入过量。与其他类别搭配时，可以从除主菜之外的各个类别中选择一个，或者从配菜中选择两个，或从蔬果汁和酸奶中各选择一个。

黏黏三兄弟盖浇饭

单人份的热量
344kcal
0.3g
单人份的盐分

注：1kcal=4.18kJ

材料（双人份）

秋葵…8 个
山药…80g
糙米饭…300g
纳豆…80g
A │ 醋…1 小匙
　│ 低盐酱油…1 小匙

做法

❶ 秋葵用少许盐（材料外）揉搓后，用热水焯一下。凉凉后剥去萼片，切成圆片。

❷ 山药去皮，切成 1cm 见方的块。

❸ 将糙米饭盛入容器中，在上面放❶、❷和纳豆，淋上事先调好的 A。

韭菜蛋炒饭

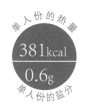
单人份的热量
381kcal
0.6g
单人份的盐分

材料（双人份）

大葱…1/2 棵

生姜…1 片

韭菜…50g

鸡蛋……2 个

糙米饭…300g

芝麻油…1 大匙

低钠盐…1/4 小匙

胡椒粉…少许

白芝麻…1 小匙

做法

❶ 大葱切碎，生姜切碎，韭菜切成 1cm 长。

❷ 将鸡蛋打散，加入糙米饭轻轻搅拌。

❸ 平底锅中放入芝麻油，放入❶切好的大葱和生姜，小火加热，炒出香味后调成中火，加入❷进行翻炒。

❹ 糙米饭炒散后，加入❶中的韭菜，撒上低钠盐和胡椒粉，翻炒均匀。

❺ 盛到碗里，撒上白芝麻。

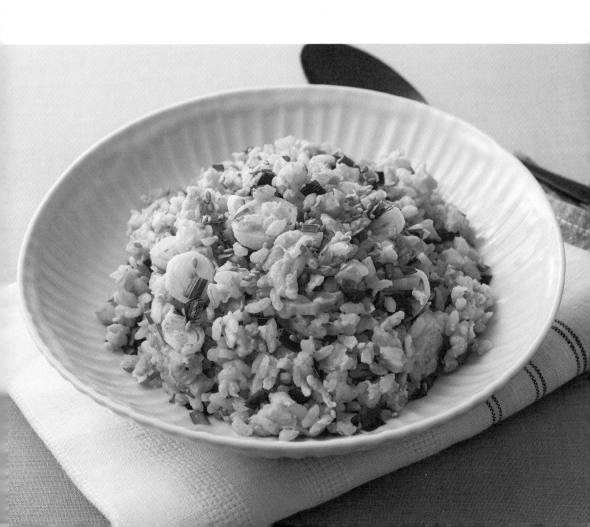

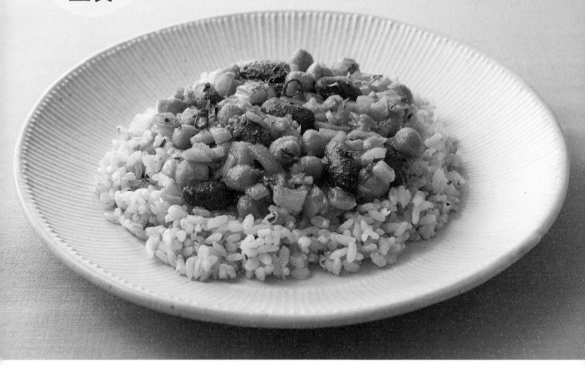

杂豆咖喱炒饭

材料（双人份）

芹菜…1／3棵

洋葱…1／4个

大蒜…1瓣

橄榄油…2小匙

甜椒（切片）…1／2个

A 水…半杯

咖喱粉…2小匙

低盐酱油…1小匙

胡椒粉…少许

杂豆（干包装，无食盐添加）…70g

糙米饭…300g

欧芹碎…少许

做法

❶ 芹菜、洋葱、大蒜切末。

❷ 平底锅中放入橄榄油、❶中的大蒜及甜椒，用小火加热，炒出香味后调成中火，加入❶中的芹菜和洋葱，继续翻炒。

❸ 炒至稍微变软后，加入A和杂豆，煮至水分消失。

❹ 将糙米饭盛在碗里，再放上❸。根据个人口味撒上欧芹碎和胡椒粉。

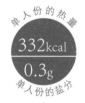

单人份的热量

332kcal

0.3g

单人份的盐分

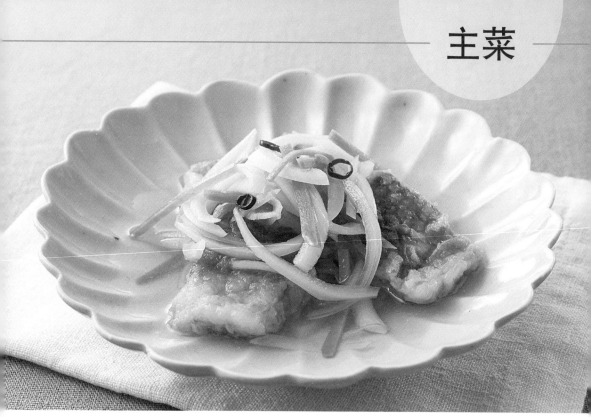

糖醋竹荚鱼

单人份的热量
189kcal
0.3g
单人份的盐分

材料（双人份）

竹荚鱼…1 条（大）
低钠盐…1 / 10 小匙
洋葱…1 / 4 个
胡萝卜…1 / 4 个
A ┃ 水…3 / 4 杯
   ┃ 醋…3 / 4 杯
   ┃ 蜂蜜…2 小匙
   ┃ 甜椒（切圆片）…1 个
淀粉…1 大匙
色拉油…1 大匙

做法

❶ 竹荚鱼切成一口大小的 3 块，撒上低钠盐，放置 10 分钟左右，用厨房用纸擦干水。

❷ 洋葱切薄片，胡萝卜切细丝。

❸ 将 A 放入耐热保鲜盒内调和，蒙上烹饪保鲜膜，放入 600W 微波炉加热 2 分钟左右。

❹ 在❶做好的竹荚鱼上撒淀粉，在平底锅中倒入色拉油加热，将鱼煎至两面都上色。

❺ 在❸的容器中加入❹做好的鱼及❷的洋葱和胡萝卜，凉凉后放入冰箱腌制 3 小时左右。

柠檬香煎鸡肉杏鲍菇

单人份的热量
110kcal
0.3g
单人份的盐分

材料（双人份）

鸡胸肉…100g

杏鲍菇…100g

大蒜…1瓣

柠檬…1/2个

橄榄油…2小匙

低钠盐…1/6小匙

粗末胡椒粉…少许

做法

1. 鸡胸肉去筋，切薄片。
2. 杏鲍菇切成一口大小的薄片，大蒜切薄片。柠檬切两半，一半榨汁，剩下的切薄薄的半月片。
3. 将橄榄油和2做好的大蒜放入平底锅中，用小火加热，炒出香味后调成中火，加入1的鸡胸肉。两面都煎好上色后，加入2的杏鲍菇翻炒均匀。
4. 加入2做好的柠檬果肉和果汁进行翻炒，撒上低钠盐和粗末胡椒粉。

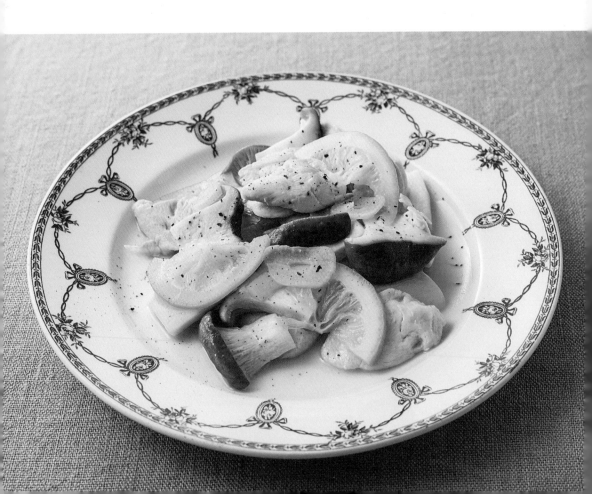

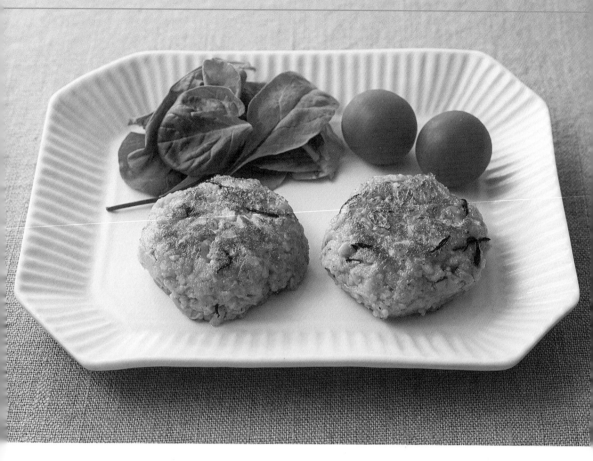

莲藕羊栖菜豆丸子

单人份的热量
160kcal
0.4g
单人份的盐分

材料（双人份）

干的羊栖菜⋯1 / 2 小匙
莲藕⋯100g
生姜⋯1 / 2 片
熟大豆⋯70g
A ｜ 低盐酱油⋯1 小匙
　｜ 淀粉⋯1 大匙
芝麻油⋯2 小匙
小生菜⋯20g
圣女果⋯4 颗

做法

1 将干的羊栖菜用足量的水泡发后，沥干水分。
2 莲藕切两半，一半莲藕捣成泥，另一半切成碎末。将生姜捣成泥。
3 将熟大豆放入保鲜袋中，用手碾碎。
4 将❶、❷、❸、A 放入盘中，搅拌均匀后分成四等份，做成扁平的圆形。
5 在平底锅中加入芝麻油，用中火加热，将❹做好的食材两面煎焙至着色。
6 盛盘，配上小生菜和圣女果。

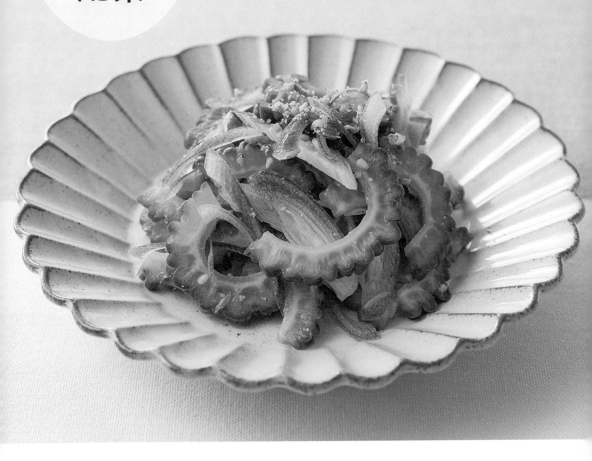

姜拌苦瓜

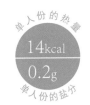

单人份的热量
14kcal
0.2g
单人份的盐分

材料（双人份）

苦瓜…1/2 根

生姜…2 个

A 高汤…1 小匙

低盐酱油…1/2 小匙

白芝麻…1/2 小匙

做法

① 苦瓜纵切两半，去掉瓤、籽和蒂，切成薄片后，放入沸水中焯一下，沥干水分。

② 将生姜纵切两半，然后斜切成薄片。

③ 将 A 放入碗中搅拌，加入①和②拌匀。

④ 盛盘，撒上白芝麻。

番茄罗勒芹菜沙拉

材料（双人份）

芹菜…1/4 棵

A 亚麻籽油…2 小匙
　柠檬汁…1 茶匙
　低钠盐…1/8 小匙

番茄…1 个

罗勒…6 片（小）

粗末胡椒粉…少许

做法

① 把芹菜切成碎末，拌上 A。

② 番茄去蒂，切成 1cm 厚的半月形薄片。

③ 将②盛入盘中，添加①后放上罗勒，撒上粗末胡椒粉。

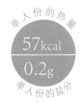

单人份的热量

57kcal

0.2g

单人份的盐分

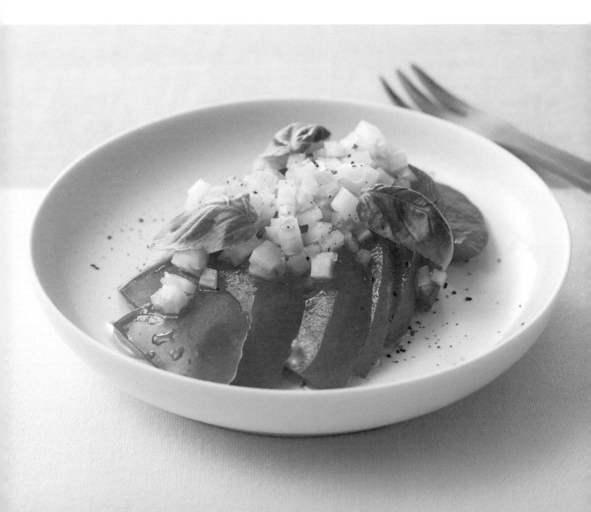

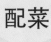

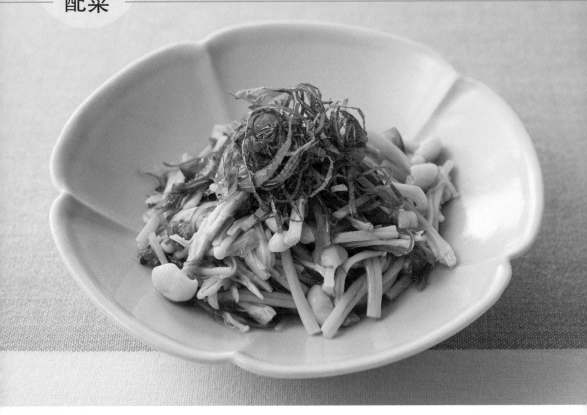

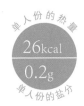

单人份的热量

26kcal

0.2g

单人份的盐分

姜醋拌裙带菜根、金针菇

材料（双人份）

金针菇…100g

生姜…1 / 4 片

A │ 醋…1 汤匙
　　│ 低盐酱油…1 / 4 小匙

裙带菜根（无调味）…50g

青紫苏…2 片

做法

❶ 金针菇切掉根部，从中间切两半，放入耐热碗中，盖上保鲜膜，用 600W 的微波炉加热 1 分 30 秒左右，然后凉凉。

❷ 生姜切丝，和 A、裙带菜根一起放入❶的碗中拌匀。

❸ 盛盘，添上切成丝的青紫苏。

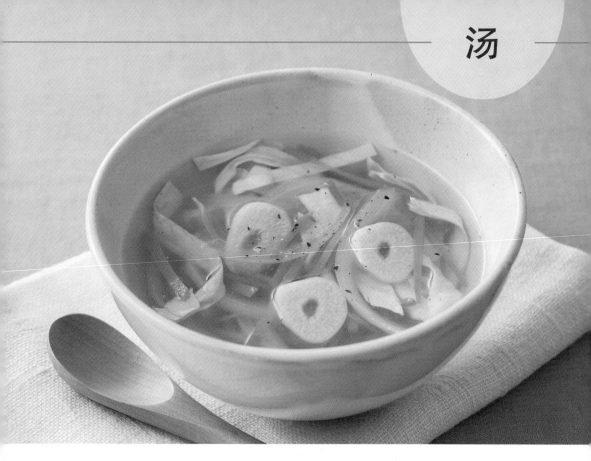

汤

什锦蔬菜大蒜汤

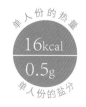

单人份的热量
16kcal
0.5g
单人份的盐分

材料（双人份）

卷心菜…1 / 2 个
胡萝卜…1cm
洋葱…1 / 8 个
大蒜…1 瓣
A ｜ 水…4 / 5 杯
｜ 西式高汤粉（颗粒）…3 / 4 小匙
粗末胡椒粉…少许

做法

❶ 卷心菜切成小块。
❷ 胡萝卜切丝，洋葱和大蒜切片。
❸ 将 A 和❷放入锅中，中火加热，煮开后加入❶，
　继续煮约 5 分钟。
❹ 盛在碗中，撒上粗末胡椒粉。

大萝卜油炸豆腐味噌汤

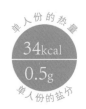

单人份的热量
34kcal
0.5g
单人份的盐分

材料（双人份）

油炸豆腐…1/2块
大萝卜…2cm
生姜…1/3片
高汤…1+1/4杯
低盐味噌（酱）…1小匙
鸭儿芹…5g

做法

❶ 油炸豆腐用开水烫一下去油，切小块。

❷ 大萝卜和生姜切丝。

❸ 将高汤和❷放入锅中，中火加热，煮开后加入❶。蔬菜煮熟后，关火。拌入低盐味噌（酱）。

❹ 盛在碗里，放入切成3cm长的鸭儿芹。

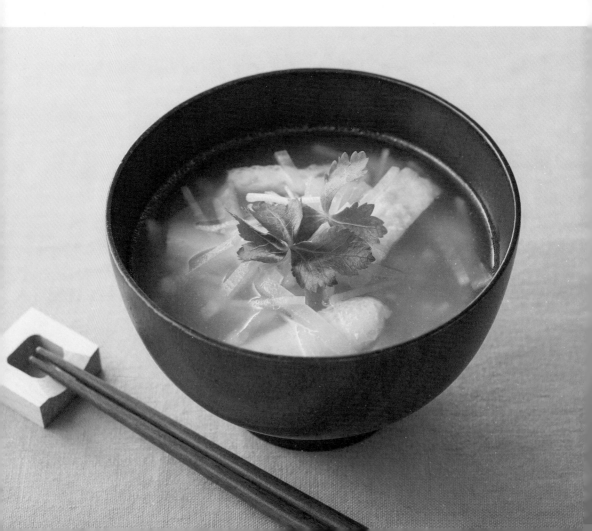

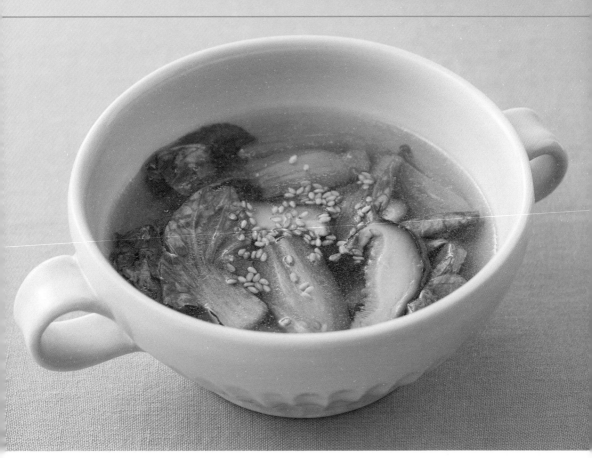

油菜香菇汤

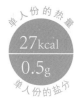

单人份的热量
27kcal
0.5g
单人份的盐分

材料（双人份）

干香菇（薄片）…5g
高汤…1杯半
油菜…1棵
A | 低盐酱油…1小匙
　 | 芝麻油…1/2小匙
白芝麻…1/2小匙

做法

1 用适量的高汤将干香菇泡开。

2 将油菜叶子和叶梗切成3cm长，芯部切成六等份。

3 将1连同水（材料外）一起放入锅中，中火加热，煮开后加入2。蔬菜煮熟后，加入A搅拌均匀。

4 盛到碗中，撒上白芝麻。

蔬果汁

* 榨汁机的机型不同，蔬果汁的制作方法和完成量也会有所不同。查看各机型的说明书。

* 材料的分量中用"g"标记，表示的是去皮和籽等之后的净含量。

单人份
450 ～ 550mL

胡萝卜、苹果、红心西柚汁

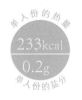

单人份的热量
233kcal
0.2g
单人份的盐分

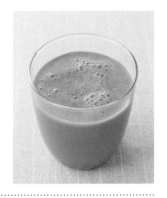

材料（双人份）

胡萝卜…2个　　　苹果…2个
红心西柚…1个　　蜂蜜…1小匙

做法

❶ 胡萝卜切细丝。苹果去蒂，红心西柚去皮，切成楔形。
❷ 将❶放入榨汁机中，加入蜂蜜后搅拌。

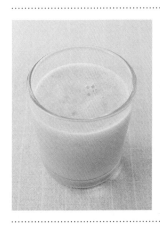

卷心菜、芹菜、菠萝、葡萄柚汁

单人份的热量
195kcal
0.1g
单人份的盐分

材料（双人份）

卷心菜…3 片　　芹菜…1 棵　　　菠萝…200g
葡萄柚…2 个　　蜂蜜…2 小匙

做法

❶ 卷心菜一片一片地卷成细长卷。芹菜切细条。菠萝去皮，去芯，切细丝。葡萄柚削去外皮，切成楔形。
❷ 将❶放入榨汁机中，加入蜂蜜搅拌。

番茄、萝卜、红心西柚、葡萄汁

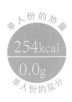

单人份的热量
254kcal
0.0g
单人份的盐分

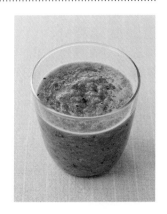

材料（双人份）

番茄…1个　　萝卜…3cm　　红心西柚…1个
葡萄…25 粒　蜂蜜…1小匙

做法

❶ 番茄去蒂，切成楔形。萝卜切细丝。红心西柚去皮，切成楔形。葡萄去皮去籽。
❷ 将❶放入榨汁机中，加入蜂蜜搅拌。

红甜椒、圣女果、橙子、柠檬汁

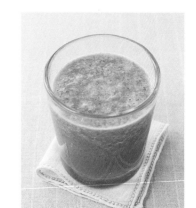

单人份的热量
164kcal
0.0g
单人份的盐分

材料（双人份）

红甜椒…1个　　圣女果…30个
橙子…3个　　　柠檬…1个　　　蜂蜜…1小匙

做法

❶ 红甜椒去蒂和籽，切细丝。圣女果去蒂。橙子和柠檬去皮，
　切成楔形。

❷ 将❶放入榨汁机中，加入蜂蜜搅拌。

小松菜、黄瓜、苹果、柠檬汁

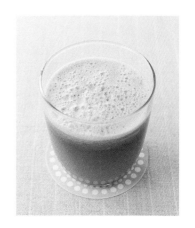

单人份的热量
179kcal
0.0g
单人份的盐分

材料（双人份）

小松菜…300g　　黄瓜…1根
苹果…2个　　　柠檬…1个　　　蜂蜜…1小匙

做法

❶ 小松菜切成适当的长度。黄瓜去蒂，切两半。苹果去蒂，
　柠檬去皮，切成楔形。

❷ 将❶放入榨汁机中，加入蜂蜜搅拌。

黄甜椒、芜菁、橘子、菠萝汁

单人份的热量
190kcal
0.0g
单人份的盐分

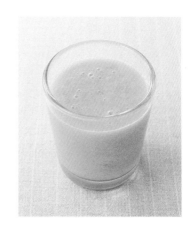

材料（双人份）

黄甜椒…1个　　　芜菁…3个　　　橘子…3个
菠萝…300g　　　蜂蜜…1小匙

做法

❶ 黄甜椒去蒂和籽，切细长条。芜菁切成楔形。橘子剥去
　外皮，分成小瓣。菠萝去皮去核，切成细丝。

❷ 将❶放入榨汁机中，加入蜂蜜搅拌。

酸奶

南瓜杏仁酸奶

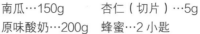

153kcal
0.1g
单人份的热量
单人份的盐分

材料（双人份）

南瓜…150g　　　杏仁（切片）…5g
原味酸奶…200g　蜂蜜…2 小匙

做法

① 南瓜去瓤去籽，切成一口大小。
② 将其放入耐热碗中，盖上保鲜膜，用 600W 的微波炉加热 2 分到 2 分半，凉凉去热。
③ 将杏仁放在铝箔纸上，在烤箱中烘烤 1 ~ 2 分钟。
④ 将②和原味酸奶盛入碗中，淋上蜂蜜，撒上③。

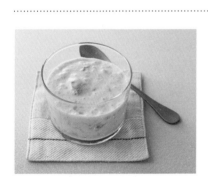

草莓香蕉酸奶奶昔

131kcal
0.1g
单人份的热量
单人份的盐分

材料（双人份）

草莓…8 个　　　香蕉…1 根
原味酸奶…200g

做法

① 草莓去蒂，切两半。香蕉去皮，切成 2cm 长。
② 将①和原味酸奶放入保鲜袋中，封口，用手捏碎水果。

大豆酸奶配苹果和梅子干

材料（双人份）

苹果…1/2 个
A ｜ 水…1 大匙
　｜ 蜂蜜…1 小匙
　｜ 柠檬汁…1 小匙
梅子干…4 个
大豆酸奶（无糖）…200g
薄荷…少许

120kcal
0.0g
单人份的热量
单人份的盐分

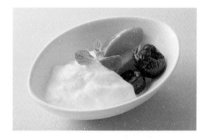

做法

① 苹果去皮去籽，切成六等份。
② 将 A 放入耐热碗中搅拌，然后加入①和梅子干轻轻搅拌。
③ 蒙上烹饪用保鲜膜，用 600W 的微波炉加热 2 分钟。
④ 取出后搅拌均匀，蒙上烹饪用保鲜膜再加热 1 分钟，然后进行冷却。
⑤ 将④和大豆酸奶盛在器皿中，根据个人喜好用薄荷点缀。

第 **4** 章

抗癌的生活习惯

抑制癌症要保证充足的睡眠

为了治疗癌症疾病，在进行正确的医学治疗以及上一章提到的饮食治疗的同时，还需在生活习惯上进行调理。这并不是什么特别的事情，而是在睡眠、运动、洗澡等方面多留意，采取一般预防性措施，也正因为如此才显得重要。正如在第1章的病例报告中所提到的那样，有时做与不做会在很大程度上左右病情的发展。

以下是要点，请尝试从力所能及的方面入手。

首先要注意的是"保证充足的睡眠"。

基于经验，我们每个人都知道睡眠不足容易患感冒。事实上，免疫学也证明了这一点。

因研究免疫学而知名的已故新潟大学研究生院名誉教授安保彻先生，在主题为"粒细胞和淋巴细胞的日间变化"的研究报告中，做了如下阐述。

支撑生命活动的自主神经包括白天活动时处于优势地位（功能增强）的交感神经和夜间睡眠时处于优势地位的副交感神经（内脏神经）。自主神经的节奏和白细胞有着密切的关系，交感神经占优势时白细胞中的粒细胞增加，副交感神经占优势时淋巴细胞的种类增多（见图1）。

粒细胞是对炎症、对病原体进行攻击的白细胞，淋巴细胞是防止感冒和癌症等疾病的重要白细胞。粒细胞和淋巴细胞就像跷跷板一样，一个增加，另一个就会减少，通常处于平衡的状态。

如果这个平衡被打破，粒细胞过多，淋巴细胞就会减少，容易引发感冒、癌症，动脉硬化也容易恶化。顺便说一下，反过来，如果淋

交感神经和副交感神经根据生活方式，在一天中相互平衡地发挥作用，因此，粒细胞和淋巴细胞的比例也保持平衡

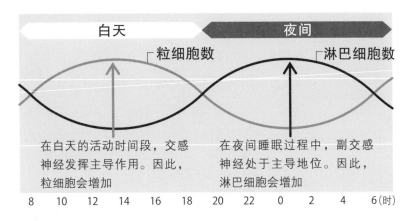

※引自安保彻监修的《提高免疫力的45个方法》，学研plus，有修改

在自主神经中，白天活动时交感神经占优势，夜间睡眠时副交感神经占优势。夜间副交感神经占优势时，能对癌细胞进行攻击的淋巴细胞增加。因此，充足的睡眠可以提高免疫力。另外，海藻、蘑菇、乳酸菌的摄取也能有效增加淋巴细胞

图1 血液中淋巴细胞数量的变化

巴细胞过多，过敏症状就容易恶化。

因此，如果因为熬夜等导致睡眠不足，交感神经占优势的时间增加，就会导致粒细胞过剩，淋巴细胞减少，从而会增加患癌风险。

另外，其他研究表明，一种在夜间分泌较多、能够促进睡眠的激素——褪黑素具有抑制癌症的效果。为了充分分泌褪黑素，白天多晒太阳，晚上将房间调暗，好好睡觉是很重要的。

因此，建议癌症患者至少要保证 8 小时的睡眠，最好接近 9 小时。这对于忙碌的现代人来说可能会有些困难，但还是请尽量想办法确保

充足的睡眠。

只需躺上一定的时间，就能减轻心脏的负担，促进血液循环。血液循环顺畅后，免疫细胞就容易遍及身体的各个角落，因此这也间接地有助于增强免疫力。

当然免疫力和睡眠有关，过度疲劳毫无疑问会降低免疫力。必要时一定要休养。

适当地运动和泡澡，对提高免疫力也很重要

适当地运动也能有效促进血液循环。坚持运动，心肺功能会逐渐得到增强，这也是运动的好处。心脏和肺是通过吸收新鲜氧气并使其在体内循环，如果心肺功能下降，各种代谢就容易停滞。

运动，短期能暂时提高体温，长期能增加肌肉，提高基础体温。无论从短期还是长期来看，提高体温都有助于增强免疫力。

另外，在癌症中，直肠癌、乳腺癌、子宫癌等的患病风险也会因肥胖而增加。在济阳式食疗法中，会摄入大量低能量的蔬菜和海藻等，所以，在通常情况下，肥胖会自然消失，再加上适量的运动，就能更健康地控制体重。

基于上述几个原因，建议在抗癌的过程中进行适当的运动。但是，高强度的运动会促进活性氧（一种对身体有害的非常不稳定的氧）的产生，反而可能会适得其反，所以运动要适度，不可勉强。另外，根据身体的状况，有时会禁止运动，所以一定要和主治医生商量后再进行。

为健康而进行的简单运动，通常建议一天步行 1 万步左右，但对于癌症患者来说，没必要那么勉强。对那些没有被医生禁止运动的人，建议以一天步行 5000 步为标准。

随身携带计步器，再加上因为生活上的事情而走路，达到 5000 步就可以了。一开始可以从更少的步数开始，逐渐增加。

要促进血液循环、提高体温，除了运动，洗澡也是很有效果的。如果心肺等方面没有问题，不要只淋浴，要泡在浴缸里慢慢温热身体。

人体内支持消化和代谢的酵素在 37℃ 左右的环境中最活跃。慢慢入浴，身体内部温热后，能够促进酵素发挥作用。这有助于提高代谢、促进解毒，也有助于抑制癌症。

热水一直浸泡到颈部，可以促进位于喉咙的免疫器官扁桃体的血液循环，还能起到提高其功能的效果。但是，与运动一样，病情不同，洗澡的方法也会受到限制，所以要遵循主治医生的指示。

感受生存价值和笑口常开能提高免疫力

近年来，人们发现，笑口常开或感受到自己的"人生价值"和"工作价值"，而变得积极乐观，更容易增强免疫力。

话是这么说，身患癌症的患者很多时候是无法保持积极心态的。但是，正因为这样，才需要有医生对患者进行"生存价值"方面的指导，告诉他们要觉得自己活得有价值，并取得了成果。昂诊所院长伊丹仁朗医生，就是以独特的"生存价值疗法"而闻名。

所谓生存价值疗法，正如字面所示，是通过使患者感知自己的生存价值来提高疾病治疗效果的疗法。作为实践，伊丹医生在 1987 年与抗癌患者一起登上了阿尔卑斯山最高峰勃朗峰，从而闻名于世。

包括晚期癌症在内的 7 名癌症患者和他们的家属以及工作人员共计 17 人，挑战了即使是盛夏也依然被冰雪覆盖的海拔约 4810.9m 的勃朗峰。他们克服了种种困难，最后一天，有 3 名癌症患者攀爬了冰雪交融的陡峭岩壁，成功地站在了山顶。

伊丹医生本人说："这是在'从病情和体力来看，根本就没想到的登顶'的情况下完成的壮举。"在 2017 年举行的 30 年纪念演讲会上，挑战登山的患者中有 3 人登台，令全场为之沸腾。

2000 年，伊丹医生还与来自美国的 80 名癌症患者一起，进行了日美联合的富士登山活动。2003 年，包括 14 名癌症患者在内的 26 人，毅然踏上了奔赴北极观赏北极光的旅程。

这种大规模的登山和旅行，不是每个人都能做到的，但你会发现，只要有意义，就有了挑战性，就能提高免疫力，力量也会随之涌现出来。在日常生活中，只要拥有自己的目标和感受到自己的人生价值，谁都可以做到。它会激发出与癌症抗争的巨大力量。

伊丹医生以包括癌症患者在内的 19 人为对象，调查了在观看相声等搞笑节目开怀大笑的前后，血液中免疫细胞的变化状况，并发表了研究报告。报告显示，血液中攻击癌细胞的 NK（自然杀伤）细胞的活性，在笑之前过低的人在笑后变得正常，而正常的人则变得更高。

笑，自己一个人也能轻松做到。在与癌症做斗争的过程中，你可能会觉得"笑不出来"，但如果因此就能提高免疫力，那就有很大的尝试价值。无论是双口相声、单口相声，还是喜剧电影，试着用自己

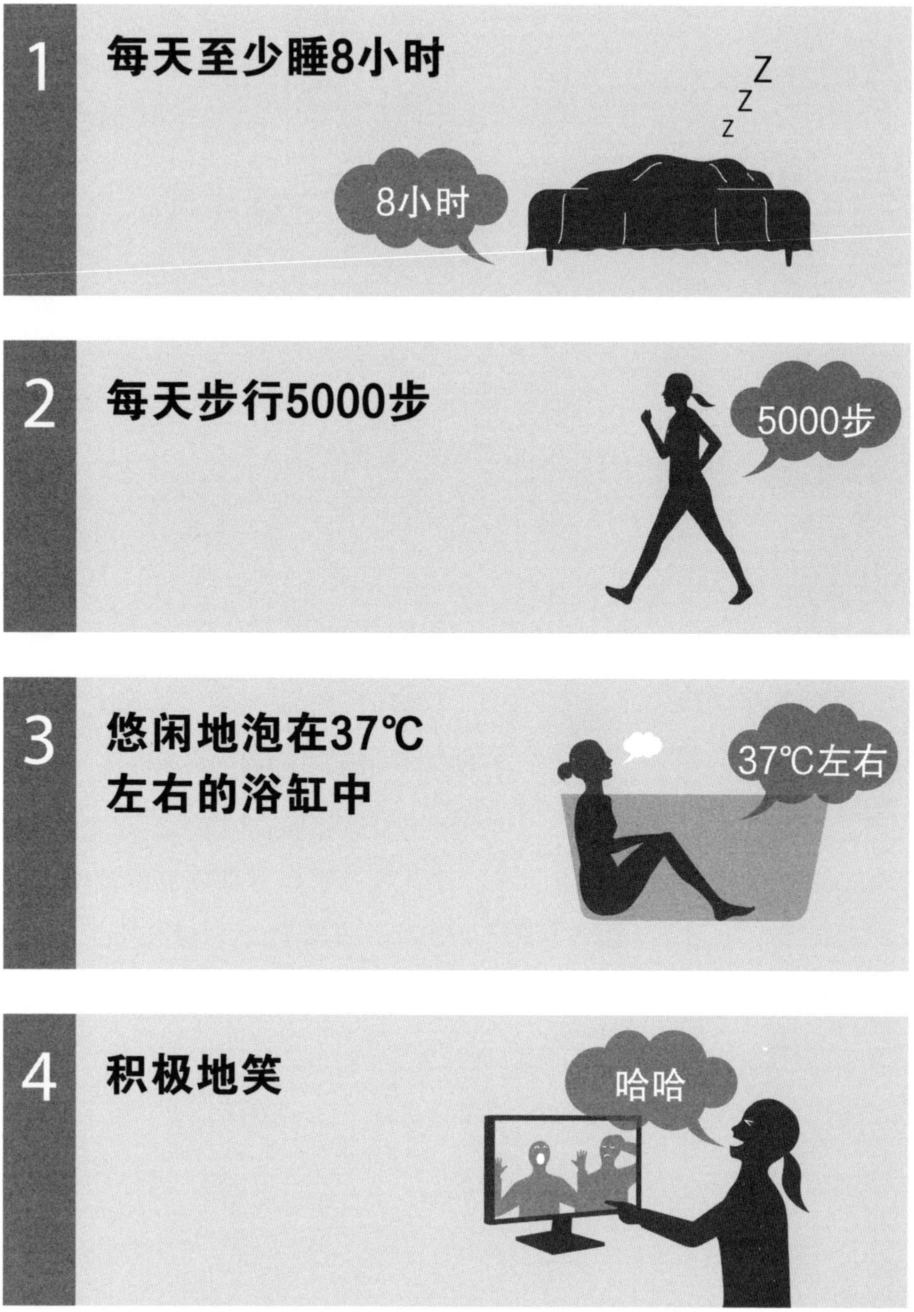

1 每天至少睡8小时

8小时

2 每天步行5000步

5000步

3 悠闲地泡在37℃
左右的浴缸中

37℃左右

4 积极地笑

哈哈

图2 与癌症抗争的生活习惯

喜欢的笑料，稍微放松一下肩膀，给自己营造一段开心笑一笑的时间（见图2）。

在生活上有助于预防癌症的注意事项

以上这些生活上的注意事项，有助于预防癌症。

关于睡眠，想要对预防有帮助，以正常的健康睡眠7～8小时为标准即可。有的人平时睡5小时左右，等到了休息日，集中"补觉"，但事实上，提前"积累"睡眠是无用的。

休息日睡觉多的人，其实质是，陷入了一种慢性睡眠不足的"睡眠负债"状态，只不过是在休息日"偿还"而已。

如果睡眠持续处于负债状态，根据前面提到的安保先生的理论，很容易会导致免疫力下降。为了预防癌症，每天至少要保证7小时的睡眠时间。

在运动方面，现在健康的人，最好每天步行1万步左右，或者做一些简单的力量训练（膝盖屈伸运动，如深蹲等），以保持和增强肌肉。

同时，入浴时要泡在浴缸里使身体慢慢变暖。

笑和拥有生存价值，对预防癌症也大有裨益。

在上一章所述的癌症预防饮食的基础上，在力所能及的范围内多注意这些，尽量过上远离癌症的生活。

第 5 章

通过饮食战胜
晚期癌症的
亲历者手记

肺肿瘤切除两年后出现的恶性淋巴瘤在半年后痊愈，10 多年无复发、无转移

吉田贤，无业，75岁

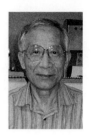

肺癌之后是恶性淋巴瘤，已经转移到淋巴结

2007 年 7 月，61 岁的我咳嗽不止，去医院做了肺部 CT 检查。之后，医生建议我进行复查，进一步详细检查之后，在肺的左上方发现 1.5cm 的肺肿瘤。

虽然病灶很小，但若按当时的标准治疗方法，则需将左上叶全部切除。但是，如果同意局限性手术（Limited Operation），可以进行部分切除。如果能留下一点健康的部分，那就再好不过了。我同意了这个治疗方案，2008 年 6 月，在胸部开一个小切口，从肋骨之间抽出一部分肺组织，切除了病灶部分。

术后，我的体力恢复得很好，并于 2009 年恢复了自 2007 年开始的铁人三项（游泳、自行车、跑步三项全能运动）。还在 2010 年参加了比赛，到那时为止状态都一直非常好，但是，参加比赛一周后，身体开始出现了问题。腹部断断续续地出现止不住的绞痛。

将近两个月我几乎每周都去附近的内科就诊，接受了药物治疗，

但疼痛的频率还是在慢慢地上升。虽然也接受了其他的治疗和检查，但是原因不明的疼痛依然持续。

一筹莫展之际，我想起了本书的作者济阳高穗医生。其实，我和济阳医生是高中同学。我果断写信向济阳医生咨询，对方打电话要我马上去了指定的医院。经过 B 超和 CT 检查，结果发现有肠套叠（在肠子的一个位置或者多个位置，有一段肠子进入另一段肠子的现象）。

有可能是癌症所致，于是便做了 PET-CT 检查，发现小肠和大肠之间有约 6cm 的阴影，附近的淋巴结有 2 处 1cm 左右的小阴影。

当时认为是转移的大肠癌可能性很大，但后来的详细检查确诊为恶性淋巴瘤。结肠淋巴肿瘤已经转移到附近的淋巴结。两处小阴影，就是它的转移灶。

当被告知很有可能是大肠癌的时候，我非常沮丧，但我还是抱着希望，认为只要将那部分切除就能治好。但是，血液癌症的恶性淋巴瘤不仅比大肠癌麻烦，而且已经转移到了淋巴结，我跟妻子都受到了很大的打击。

饮食疗法成了我的精神支柱

但是，我改变了心态，无论如何，都要努力做一些力所能及的治疗。在知道是恶性淋巴瘤之前，夫人就买来了济阳医生的食疗书籍，开始用自己的方式进行食疗（见图 1）。这成了我的精神支柱。济阳医生也对我进行了饮食疗法的指导，我决定正式进行饮食治疗。

治疗本身是在接受肺癌手术的国立医院进行的。恶性淋巴瘤有很

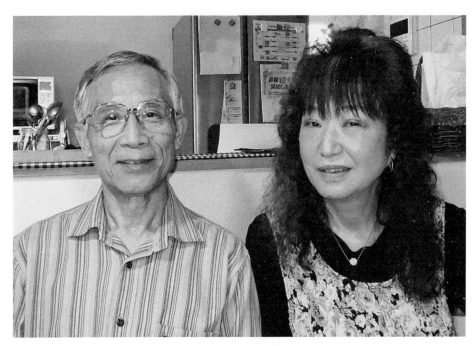

图1 夫人（右）给予了很大的帮助

多种，我患的是"弥漫性大 B 细胞淋巴瘤"。在那里，对我采用的是 R-CHOP 疗法，该治疗使用了 4 种抗癌药物和 B 细胞淋巴瘤的特效药——利妥昔。

在进行这种抗癌药物治疗之前，我就开始了正式的饮食治疗。

首先在早餐前喝蔬果汁。材料是以 2 个柠檬、葡萄柚、苹果、小松菜为主，根据不同的情况加入各种各样的蔬菜和水果，制作 600 ~ 700mL。

早餐吃糙米饭，夹入卷心菜的煎蛋卷，用大量蔬菜做的淡味噌汤等。当时我还在公司上班，于是，中午在外面吃蘑菇荞麦面什么的，尽量把汤汁剩下来不吃。另外，上班时，喝的是在公司里能买到的水果汁和蔬菜汁。

晚饭是糙米饭，菠菜、茼蒿、小松菜等青菜，还有莲藕、牛蒡等根茎菜。以蔬菜、鱼贝类和大豆制品为主，吃 7 ~ 8 种食物，如烤鱼、煮鱼、豆腐、沙丁鱼等。我觉得没有这么多品种也没关系，但妻子总是很努力地把我的餐桌安排得很丰富。晚饭前，我会把冷冻的青汁解冻后再喝。

在调味方面，尽量接近无盐，除了少量使用低盐酱油之外，连调味料都基本不使用，也灵活使用了济阳医生推荐的加醋低盐酱油。

我本来血压就高，一直追求清淡饮食，或许是这个缘故，我很快就习惯了这种近乎无盐的口味，不会觉得缺些什么，吃起来也很香。在蔬菜方面，我们选择的是无农药的有机蔬菜，好的食材即使无盐也很好吃。

"所有的阴影都消失了"

采用饮食疗法约 3 周后，开始了抗癌药物的治疗。第一次是住院治疗，第二次以后，定期去医院用药，每隔 3 周去一次，重复 6 个疗程。

药物的副作用是逐渐出现的，如失眠，便秘，腹泻，喉咙和舌头有刺痛感，手脚麻木等。

这些副作用并不是一下子同时出现的，而是以各种各样的形式产生的。用药约 2 周之后开始掉头发，再 10 天后全部脱落。

白细胞的数值在用药后会下降，但 2 ~ 3 周就会恢复。在此期间，

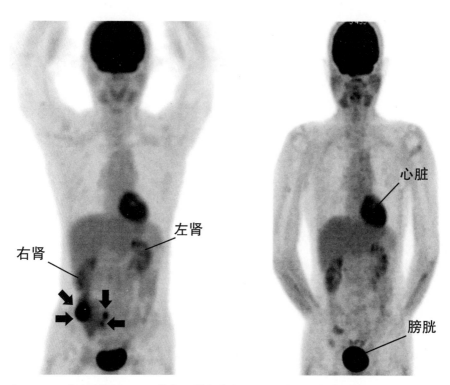

图2　2010年7月的PET-CT检查，影像中发现了恶性淋巴瘤转移灶（左），2011年1月，阴影消失（右）

由于白细胞减少过多，用药的间隔延长了一周。于是，白细胞出现明显的恢复。大概是因为持续进行饮食治疗，我才有了免疫力（即使病原体和癌细胞侵入体内，也能抑制其发病的能力）。

虽然产生了副作用，但并没有卧床不起，也没有出现无法进行药物治疗的情况，我想这可能是食疗的效果。在饮食疗法的帮助下，在12月份我顺利地结束了第6个疗程的药物治疗。

第二年的2011年1月，在国立医院做了PET-CT检查，当听到"阴影全部消失了"的时候，我甚至都怀疑自己的耳朵。虽然想到过会缩小，但根本没想到会消失。我感受到了抗癌药物和食疗相结合的威力（见图2）。

这得益于近乎无盐的减盐生活，几年前我被诊断为高血压，150/90mmHg（1mmHg=0.133kpa）左右，在开始食疗的一个月左右就达到了120/（70～80）mmHg这一理想数值。另外，在进行食疗的过程中，脸上的色斑也变淡了。

之后，在饮食治疗方面，虽然逐渐有所松缓，但我一直坚持尽量少吃盐、多吃蔬菜等基本原则。虽然不再自制蔬果汁，但依然坚持喝市面上售卖的思慕雪。多亏了饮食疗法，10多年后的今天，既没有复发，也没发生转移。

得了肺癌之后，又患上了恶性淋巴瘤，我认为自己或许就是所谓的"癌症体质"。得了恶性淋巴瘤之后，我想起了大概在40多岁的时候，治疗腰痛的按摩师曾对我说过"你是癌症体质啊，最好喝蔬果汁"。当时才40多岁的我，对他说的话并没有放在心上。

虽然已经忘得一干二净，但后来我才深切地感到那个按摩师的话是对的。但是，我认为，通过持续的饮食治疗，已经摆脱了癌症体质。我甚至确信自己不会死于癌症。

当时我正在进行铁人三项运动，过于激烈的运动可能会给身体增加负担。对我比较担心的妻子劝我不要做高强度的运动，于是我进行了自我反省，之后就按照自己的节奏进行游泳等运动。我希望通过最基本的饮食疗法和符合自己节奏的运动，今后也能保持健康，但禀性难移，一不小心会发力过猛，对此，我一直都在反省。

济阳医生的点评

吉田先生的成功要点，可考虑有以下三点。

❶ 抗癌药物与饮食疗法相结合

❷ 长期坚持饮食疗法

❸ 坚持进行适度的运动

正如手记所述，针对 B 细胞淋巴瘤有一种名为利妥昔的特效药，将其与 4 种抗癌药物组合的 R－CHOP 疗法是具有代表性的治疗方法。但是，这种疗法在有效治疗癌症的同时，也会削弱免疫力，其副作用会给身体带来负担，所以与能弥补这一点的饮食疗法相结合可以说是非常正确的治疗方式。

恶性淋巴瘤是一种往往会使用抗癌药物进行治疗的癌症，但难点是容易复发。与饮食疗法相结合，可以防止其复发，取得真正的效果。正因为是容易复发的癌症，吉田先生长期坚持饮食疗法也是一大亮点。

此外，如手记的末尾所述，高强度的运动可能会使体内活性氧增加（一种非常不稳定的氧气，如果过多，会对身体造成伤害），从而增加患癌风险。通过游泳等适度运动来促进血液循环，将有助于预防癌症的复发。

扩散到腹部，据说只剩 6 个月生命的腹膜癌在短短 5 个月内几乎消失，肿瘤标志物指标也有了戏剧性的改善

北浜千鹤子（化名），主妇，73岁

从肚子里抽出5L的水

2019 年 4 月底，71 岁的我感觉胸口（窝）肿胀。裙子的腰围也变得更紧了，我想可能是胖了，但这也有点儿太突然了。

多年来，我一直在跳交谊舞，当年的 4 月 22 日，我还穿着礼服进行了表演。当时明明可以穿的、上半身很合适的礼服，仅仅一周左右就发胖而穿不了了？这让我感到很奇怪。

过了一个假期，肚子更是眼看着就鼓了起来，变得像孕妇一样。虽然没有疼痛感，但很难受，所以在 5 月 6 日去综合医院就诊。

结果发现肚子里有大量积水。当天就把水抽了出来，竟然抽出了 5L 的水。当时并没有被特别告知病名，医生在看了 CT 检查的片子之后，只是说体内有积水。

但是，当时我认为体内有大量积水，多半是到了癌症晚期。因为我知道公公和亲戚等人在癌症晚期的时候，肚子里都有积水。

医院好像也怀疑这一点，抽水的时候进行了肿瘤标志物（患癌症

时血液中会增加的，作为癌症诊断指标的物质）的检查。

结果发现，肿瘤标记物 CA125 高得异常，为 2877U/mL（标准值为 35U/mL 以下）。还做了胃镜（直接观察体内的医疗器械）检查和大肠检查，但都没有发现异常。因此，医院怀疑是妇科类癌症。

由于那家医院没有妇科，所以 5 月 15 日被转诊到当地的公立医院。于是，每隔一周进行一次 CT 检查、MRI（磁共振成像）检查和 PET-CT 检查，在没有详细说明的情况下，被告知是腹膜癌。所谓腹膜，据说是覆盖整个腹部脏器的膜，癌细胞就长在那里。

而且，医生说"是Ⅳ期（4 期），再这样下去，马上就会疼痛，只剩下 6 个月的生命"。

癌细胞在哪个部位、以怎样的方式存在，影像并没有说明，我是第一次听到腹膜癌这个名字，所以感到非常困惑。但我知道生命所剩无几。

知道肚子里有积水的时候，我就有了"恐怕是癌症晚期了"的心理准备，所以并没有慌乱，只是不太清楚是什么状况。于是我又问了医生几句，医生说"再这样下去"的意思好像是"必须使用抗癌药物"。

在癌的部位尚未明确之前，医生还提到过手术和放射治疗，但自从知道是腹膜癌之后，就只提抗癌药物了。医生解释说，因为了解了肿瘤的状态，所以就不建议用手术和放射疗法进行治疗。也就是说，抗癌药物是唯一的治疗方法，但我对此很难接受。因为母亲曾经患过脑瘤，当时我看到她被抗癌药物折磨得痛苦不堪。

我对丈夫和儿子们说："反正怎么都治不好，所以我不想接受抗癌药物治疗。"儿子们很担心，劝我说："听说关西有不使用抗癌药物进行治疗的地方，我们去看看吧。"于是就去了。但是，那里的治疗方法我无法理解，再加上到了 6 月之后，肚子好像又积水而再次鼓了起来，甚至连坐车都很困难，所以就放弃了去关西治疗。

最后，在家人"抗癌药物也要试一下才知道"的劝说，以及在公立医院的医生要求做出决定的情况下，我答应接受抗癌药物治疗，并从 6 月 20 日开始进行治疗。

"癌细胞都消失了"

在这种情况下，7 月初，丈夫在书店发现了济阳高穗医生的食疗书。阅读后觉得这是一种不错的治疗方法，于是，我开始用自己的方式喝蔬果汁。

我购买了不易破坏食材成分的慢速榨汁机，用它来制作蔬果汁。

蔬果汁，一天总共喝 1.5L，早上起床和早餐、中午、晚上各喝 500mL。早晚用 2 ～ 3 根胡萝卜和 3 个柠檬、苹果、芹菜或小松菜、番茄、辣椒、带叶芜菁、橙子或葡萄柚榨汁。中午用一整个西蓝花，外加卷心菜、苹果、橙子。

每次使用榨汁机都要组装，使用后还要清理，非常麻烦，但这一切都由丈夫来做，心中对丈夫充满了感激。

也许是因为经常这样喝蔬果汁，抗癌药物的副作用并没有想象中那么严重。几乎感觉不到恶心，还能吃东西，虽然有一定程度的脱发和倦怠感，但比我所担心的要轻得多。虽然也许有抗癌药物种类的差异和医药进步等原因，但我和丈夫都认为这很大程度上归功于蔬果汁。

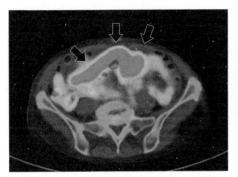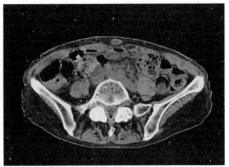

图3 2019年5月的PET-CT检查，影像（左）显示腹膜有肿瘤，同年9月消失（右）

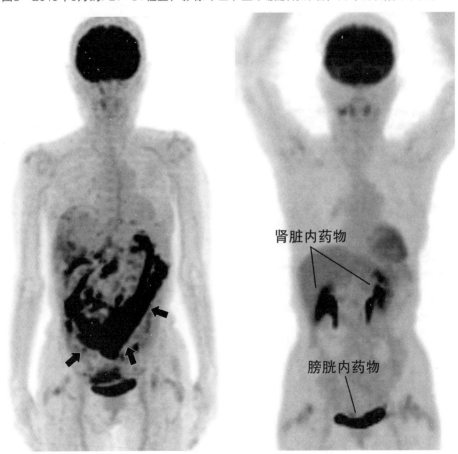

肾脏内药物

膀胱内药物

图4 2019年5月的PET-CT检查，影像（左）显示上腹部的腹膜也存在肿瘤（黑色部分），同年9月消失（右）

　　我在用自己的方式坚持食疗的同时，在 9 月份去西台诊所接受了济阳医生的诊察。我将公立医院的包括检查影像在内的诊疗数据带给他看，事实上，那时我才第一次看到了自己当初的 PET-CT 检查报告。因为公立医院并没有给我看，所以我还一直以为是某部位有一处癌细胞，没想到扩散到了数不清的地步，为此大吃一惊。

　　然而，出人意料的是，当时在西台诊所做的 PET-CT 检查，癌细胞已经完全没有了（见图 3、图 4）。济阳医生将两张图片进行了比对，告诉我："和当初相比，癌细胞都消失了。"

　　去西台诊所的时候，是在进行预定的 6 个疗程抗癌药物治疗中的第 5 个疗程之前。济阳医生提出"抗癌药物可以减少用量，或者可以停了"的建议，我把这个建议转达给了公立医院，结果第 5 个疗程减少了抗癌药物的用量，第 6 个疗程就不再进行了。

　　CA125 原来是 2877U/mL，进入 7 月后下降到 1121U/mL，8 月降到 383U/mL，在 9 月去西台诊所时已经降到 94U/mL，在标准值之内（见图 5）。

抗癌药物几乎没有产生副作用，身体状况良好

　　虽说影像上的癌细胞已经基本消失，但我还是不能掉以轻心，在济阳医生的指导下，我继续采用更加正规的饮食疗法。一方面继续喝蔬果汁，另一方面购买无农药的糙米，吃大量无农药的蔬菜，早上做全麦面包。吃的鸡蛋是散养的鸡下的蛋。

　　用应季的鱼，如竹荚鱼、沙丁鱼等青鱼，鲽鱼，鲑鱼等直接做烤

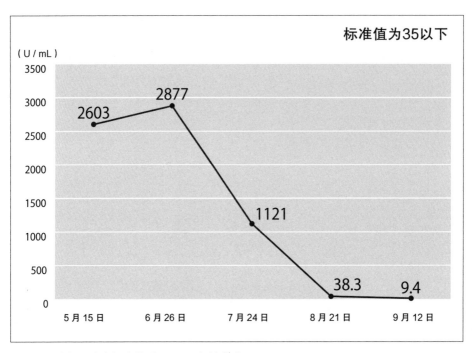

标准值为35以下

（U／mL）

图5　北浜女士肿瘤标志物（CA125）的变化

鱼或包箔纸烤着吃。最近会使用少量低盐酱油，但最初的一年是完全无盐的。午饭，我会做济阳医生书中提到的全麦蘑菇意大利面，在其中加入大量的蘑菇。

　　肿瘤标志物在那之后也有所下降，10月份降到了8.1U／mL。但是，虽然在检查影像上难以分辨，但公立医院做出的诊断是"依然残留着少量原发病灶（最初出现的癌细胞）"。也许是因为这个，2020年6月，我的肿瘤标志物开始略有上升，9月达到30U／mL左右。

　　虽说在标准值的范围内，但为了谨慎起见，我开始服用利普卓（Lynparza）这种副作用稍弱的抗癌药物。服用后，肿瘤标志物会稳定在 10U/mL 左右。几乎没有产生副作用，身体状况保持良好。

无农药的蔬菜需要送货上门，但除此之外，开车兜风的时候，我还会和丈夫一起去寻找好的蔬菜、糙米、鸡蛋等，心情愉快地坚持饮食治疗。

根据自己的调查，腹膜癌似乎是一种较难治愈的癌症。尽管这种难缠的肿瘤已经大幅扩散了，但是通过抗癌药物和饮食疗法，癌细胞几乎都消失了，我能够活得远远超过被医生宣告的寿命，真的是一件值得庆幸的事情。

另外，如果没有丈夫的支持，没有他煞费苦心为我做的那么多的蔬果汁，我是没办法坚持下去的，从心底感谢丈夫。

济阳医生的点评

北浜女士的成功要点，可考虑有以下三点。

❶ 抗癌药物与饮食疗法相结合
❷ 始终坚持饮用蔬果汁
❸ 轻松愉悦地坚持

"看到亲人因为抗癌药物的治疗而痛苦，所以不想接受这种治疗"，这是北浜女士曾经的顾虑。其他患者时常有与北浜女士相同的想法。但是，抗癌药物在日益进步，患者和医生的关系也随着时代的变化而变化，现在如果药物不合适或者患者感到痛苦的时候，可以进行调整。尽可能将适当的抗癌药物治疗和饮食疗法相结合，能更有效地治疗癌症。从北浜女士的情况来看，在结果上，两者并用是一大亮点。

始终坚持大量饮用无农药蔬果制作的蔬果汁，也是使病情好转的关键。

同时，和丈夫一起开车兜风时顺便去寻找优质食材等方法，也使她能够很开心地坚持进行饮食治疗，这也可以认为是持续保持良好状态的关键。

半年的抗癌药治疗结束后，每天早上饮用 1L 的蔬果汁。一年半后的检查结果是，影像所见及肿瘤标志物都恢复正常，处于缓解状态。

胰腺癌转移到肝脏，据说只剩下 7 ~ 8 个月的生命，但过了 8 年多，原发病灶没有增大，也没有发生其他转移

山科隆一（化名），公司管理人员，72 岁

2013 年 10 月，65 岁的我在全身体检时做了超声波检查，被告知胰脏里有类似囊肿的东西，需要去大医院检查。虽然每年都做体检，但第一次被告知需要复查。

我马上去公立医院做了检查，但好像还有一些搞不清楚的地方，就又做了其他检查。即便如此，也迟迟没有得到明确的诊断，在 12 月又再次接受了更加详细的检查，结果被确诊为胰腺癌。

当时的诊断是，肿瘤在胰头部（右侧膨大部），1.2 ~ 1.3cm。外科医生说："处于 I 期（1 期），不严重，生存率是 95% 左右，手术肯定会成功。"胰头部要切除 2/3 左右，并且说："手术本身是个大手术，需要 10 个小时左右。"

听说是胰腺癌，妻子号啕大哭，但我觉得"那么轻应该没问题"，倒也没怎么担心。

2014 年 3 月接受了手术。手术从中午开始，由于需要 10 个小时左右，从麻醉中醒来应该已经是晚上了。然而，当我醒来的时候，天还很亮。我觉得很奇怪，就问护士，她说"已经结束了"。

至于原因，医生并没有马上说明，但在我再三追问下，3 天后才告诉了我。据说开腹的时候，胰腺癌已经转移到了肝脏。因此，虽然切除了位于肝脏的转移灶和胆囊，但是胰脏部位什么都没做就缝合上了。

癌症发生转移的时候，原则上是不触碰原发病灶（最初出现的癌细胞）的，因此，我的情况也是如此，似乎别无选择，只能缝合。由于已转移到肝脏，从最初的 I 期一下子变成了 IV b 期。

后来听妻子说，当时主治医生告诉妻子说我还剩下 7～8 个月的生命。当问到"如果使用抗癌药物，会有多大效果"时，医生回答说："充其量再多 1～2 个月。"

妻子受到了比确诊癌症时更大的打击。我自己听到"癌细胞已转移到肝脏""原发病灶不可能做切除手术"时，也受到了很大的打击，心情非常低落。

但是，过了一段时间冷静下来以后，一种"该来的还是来了"的想法涌上心头。在此之前，我在工作上的应酬以及与员工的交往较多，饮酒量相当大。觉得"自己这么多年来一直持续着这样的生活习惯，患病也是没办法的事"。

但这并不意味着我因此就放弃了治疗的想法。当然，我想，"无论做什么都有可能救不了，或救不了的可能性更大"。即便如此，我还是决定"不管怎样都不放弃，做自己能做的事"。

在被诊断出癌症的前几年，我因为脑梗死（脑部血管堵塞的疾病）病倒过。那时，我也同样抱着"不放弃，尽自己所能"的态度战胜了病魔。在事业上，也遭遇过多次危机，但我同样没有放弃，坚持不懈地努力，最终得以持续和发展。即使对手是癌症，我也要做同样的努力。

　　手术后，开始了抗癌药治疗。起初，我注射的是胰腺癌药物吉西他滨（Gemcitabine），但是我的身体似乎不适合使用该药，因为出现了血小板（止血的必要成分）降低的现象，2～3周后就停用了。

　　就在那时，一种名为 TS1 的药物的改良版问世了，这是一种具有代表性的抗癌药物，有人问我愿不愿意参加这个药的临床试验（为了获得医药品和医疗器械的批准而进行的试验），于是我决定试一试。

　　开始服用这种新药后，呕吐、食欲不振等副作用很大，体重不断下降，我身高171cm，体重68kg，几个月后就减到了56kg。因为消瘦，衣服变得肥大，甚至连握手的力气都没有了，而且可能也是抗癌药物的副作用，皮肤变得黝黑。那个时候，想必每个见到我的人都会觉得"这个人没几天活头了"。我也知道对方会这么想。

"这是一个在医学上近乎不可能的病例"

　　做完手术出院后，在进行抗癌药物治疗的期间，我和妻子一起去了北海道。因为得知札幌有指导癌症饮食疗法的医生，就去见了他。关于那个医生，是我在住院期间从超市买的书里知道的。

　　这位医生将在东京进行癌症饮食疗法指导的济阳高穗医生介绍给了我。于是，我又买来了济阳医生的书。看了书，开始喝妻子给我做的蔬果汁。另外，听说海藻中所含的褐藻糖胶很有效果，也开始服用这种营养品（营养辅助食品）。

　　虽然当时我还没有开始正式的饮食治疗，但多亏了喝蔬果汁和褐藻糖胶，虽然抗癌药物的副作用很严重，但我还是挺了过来。

一边喝蔬果汁，一边继续抗癌药治疗的 2014 年 5 月底，我在西台诊所接受了治疗和饮食指导，正式开始了饮食治疗。

蔬果汁以 5 ~ 6 根无农药胡萝卜为基础，放入葡萄柚、卷心菜、小松菜、苹果以及柠檬，每天喝 1.5L，分 3 次饮用，每次 500mL。起初，一天放 3 个柠檬，但在济阳医生的指导下，增加到一天 5 个。据说摄取大量的柠檬对胰脏癌特别有益。

在之后的 2 ~ 3 年里，我每天都加入 5 个柠檬来制作蔬果汁。妻子费了好大劲才帮我弄到无农药的新鲜柠檬。

我出差的时候，妻子有时会坐高铁给我送蔬果汁。我和妻子都觉得性命攸关，所以都使出了浑身解数。

对于其他料理，我也不折不扣地执行了济阳式食疗法的基本原则。不吃牛肉和猪肉，只吃鸡肉，而且是以脂肪少的鸡胸肉为主。鱼，避免食用金枪鱼、鲣鱼，选择的是白肉鱼和鲑鱼等。

还经常吃一些仅经过简单蒸煮即可食用的大萝卜、胡萝卜、芋头、南瓜、西蓝花等。中午或晚上，一天只吃一次鸡蛋料理，刚开始进行食疗的时候，我非常期待吃一顿鸡蛋料理。

因为无盐烹调是饮食疗法的根本，所以完全不用盐。虽然一开始觉得寡淡无味，但习惯后就能品味到食材的原始味道了，吃起来会很香。妻子和我一起都吃不经调味的菜肴。至今仍是如此。我家已经很久没买盐了。

就这样，坚持饮食治疗一年左右，在济阳医生的建议下，我开始每月注射两次高浓度维生素 C。在坚持饮食疗法和注射维生素 C 的过

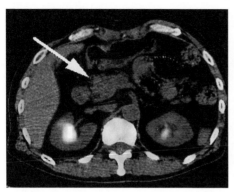 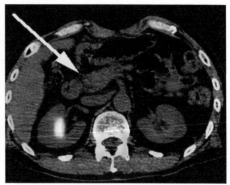

图6　2014年6月的PET-CT影像中的胰腺　图7　2015年11月的相同影像中没有增大
原发灶

程中，我的浮肿消失了，也不容易疲劳。因抗癌药物的副作用而变得黝黑的脸，也变得白净起来。

在抗癌药物治疗方面，持续进行了两年的药物临床试验。好像有很多人因为副作用而停药，甚至有人说"没有人能这样持续服用这种药"。而我，普通的 TS1 也服用了一年半左右。

我认为，之所以能持续进行抗癌药治疗，或许是因为一直在坚持进行饮食治疗。胰腺原发病灶的大小一直没有变化，这可能是因为能坚持用抗癌药物，抑或是因为坚持饮食疗法，我想也可能是两者兼而有之。

由于长时间没有发现癌细胞转移，且原发病灶的大小没有变化，因此，医生多次建议"现在可以手术"。但是那时我和妻子都觉得"与其手术导致体力下降，还不如继续这样的饮食治疗"，于是拒绝了手术。

之后，依然定期接受检查，原发病灶的大小没有变化，也没有发生转移。公立医院称"这是一个在医学上近乎不可能的病例"（见图6、图7）。

现在回想起来，饮食疗法虽然实践起来有很大的困难，但是进行食疗对我帮助很大。我非常感谢妻子对我的付出。

现在每天步行1万步，打自己喜欢的高尔夫球，日子过得非常充实。今后，也许会恶化，但我还要坚持饮食疗法，珍惜每一天的生活。

济阳医生的点评

山科先生的成功要点，可考虑有以下三点。

❶ 永不放弃的决心和执着的实践

❷ 大量摄取柠檬

❸ 坚持饮食疗法和运动

癌症饮食疗法的一个重要方面就是拥有像山科先生那样的"不放弃的决心"。成功的关键是带着某种坚韧不拔的精神进行饮食治疗，而不是因为不能进行手术等标准治疗就丧失希望。

在济阳式食疗法中，通常建议每天摄取两个柠檬。然而，经验表明，特别是胰腺癌患者，多吃柠檬会增加成功的概率。因此，我才建议山科先生每天摄取 5 个柠檬。从结果来看，可以推测这在很大程度上抑制了癌症的恶化。

8 年多过去了，他现在依然坚持饮食治疗，配合进行有利于促进血液循环的运动，这些都是防止复发和转移的重要因素。

已转移到全身骨头的Ⅳb阶段的前列腺癌几乎消失，12年后依然非常健康

五十岚洁（化名），协会董事，77岁

4ng/mL以下为基准值的PSA竟然高达79ng/mL

2009年，65岁的我，从5月份起，开始感觉到睡觉时背部不舒服。因为这种不适，我经常到半夜两三点都睡不着。虽然不是很痛，但我还是很在意，于是在5月中旬，我去了内科进行检查，做了X线检查、内镜检查、超声波检查、血液检查等。

影像检查发现前列腺有点大，于是做了第二次血液检查，结果发现前列腺癌的肿瘤标志物PSA（患癌时血液中会增加，作为诊断癌症的指标性物质）为3479ng/mL，这是一个高得离谱的数值（标准值是4ng/mL以下）。

常去的那家医院的内科医生告诉我，前列腺癌已经转移到骨头了。他马上给我介绍了一所大学医院，之后我就在那里接受了治疗。

当时是我从公司退休后的第7～8年，在朋友的邀请下，我加入了当地的消防队，正精神饱满地工作着，即使被告知患了癌症，也完全没有切实的感受。

即便如此，那天回家后，我还是抱着"死前准备"的心态，将相

关文件进行了归档整理。我想，就算自己死了，也不要让妻子为难。

5月下旬，在大学医院做了MRI（磁共振成像）检查、CT（计算机断层扫描）检查、活体组织检查（取少量组织进行检查）等，最终确诊为前列腺癌。

并且，接受了"放射性核素骨显像"检查，该检查是通过放射物质（同位素）来检查癌细胞是否转移到骨头上，检查的结果是，癌细胞已经转移到全身的骨头上。

从检查影像上看，即使是外行人也能看到有数不清的转移。医生的判断是正确的，"几乎已经完全转移到骨头"。

诊断为Ⅳb期，也就是4期末期，医生制定的治疗方案是，"不适合进行手术、放射治疗、抗癌药物这三大疗法，只能采用激素疗法。之后为了防止骨转移的扩大，静脉注射唑来膦酸"。所谓的唑来膦酸（Zometa），据说是用于多发性骨转移的特效药物。

即便医生这么说，我还是没有意识到病情的严重性。正好在那个时候，我了解到有人战胜了 PSA 为 9600ng/mL 的前列腺癌，所以我觉得应该还

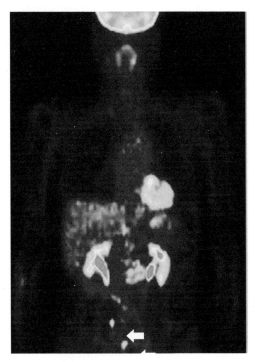

图8 2009年12月的PET-CT检查，显示骨转移到骨盆两处

是有办法的。

治疗方针确定后，在第一次诊疗时，主治医生安慰我说："前列腺癌患者的 5 年生存率在 90% 以上，所以不要过于担心。因为只要做开心的事，就能提高免疫能力（即使病原体或癌细胞侵入体内，也能抑制其发病的能力）。"这时，我才终于开始意识到自己的状况非常糟糕。

采用激素疗法进行治疗后，PSA 在每次检查后均有所下降，分别下降到 610ng/mL、262ng/mL，同年 9 月降到 119ng/mL，之后的 5 个月时间里，PSA 一直在 100ng/mL 左右来回徘徊，就再也降不下来了。这时，大学医院的主治医生对我说："请你和夫人好好谈谈今后的人生。"

就在这段时间里，妻子在书店里看到了一本关于癌症饮食疗法的书，建议我尝试一下。这本书就是济阳高穗医生的著作。于是，我先从喝蔬果汁开始。

"哎呀，终于过年了"

同年 12 月，我从主治医生那里拿到介绍函（医疗信息提供书）到西台诊所就诊。做了 PET-CT 检查等，同时还得到了济阳医生的饮食指导，决定正式开始饮食治疗（见图 8）。

当时，济阳医生看了检查结果之后说："照这种癌症的病情来说，你的血液循环还算很流畅的啊。"我想这大概是因为我从不久前就一直喝蔬果汁的缘故吧。

第二年的 2010 年 1 月，在大学医院接受了定期检查之后，主治医生对我说："哎呀，终于过年了。"那时，我才明白了主治医生的"真心话"，也就是真正的病情严重性。他以为我撑不了半年！

饮食疗法基本上是严格按照济阳医生的指导内容进行的。具体来说，从那时到现在，一直在做以下几件事：

❶ 无盐、无糖

　（尽最大可能，吃两大匙蜂蜜）

❷ 不吃四足哺乳动物的肉

　（蛋白质来源是鸡肉、白肉鱼、青鱼）

❸ 饮用蔬果汁

● 早上喝红色的果汁

　（胡萝卜、番茄、柠檬、苹果）

● 晚上喝绿色果汁

　（小松菜、卷心菜、芹菜、西蓝花、青椒、柠檬、苹果）

❹ 糙米饭

　（糙米、发芽糙米中混合小豆、羊栖菜、杂粮）

❺ 原则上不在外面吃饭

❻ 禁酒

❼ 喝蔬菜汤

刚开始的时候，我中午喝用葡萄柚和柠檬做的"黄色果汁"，一天总共喝 2L 的蔬果汁。后来，随着检查结果的好转，济阳医生对我说中午可以不用喝蔬果汁了。黄色果汁一直喝到 2014 年 4 月，之后每天早晚喝蔬果汁，合计 700 ~ 1000mL。

柠檬是无农药的，蔬菜是有机蔬菜，糙米选择的是稻鸭农法的糙米（不使用农药，让鸭子吃杂草的农法培育的糙米）。在汤中加入含有大豆异黄酮的大豆，大豆异黄酮具有抑制前列腺癌的作用。制作蔬果汁的榨汁机使用的是不易破坏食材成分的慢速榨汁机。

妻子参加过西台诊所开设的面向癌症患者的烹饪培训，她充分利用在培训课上所学的知识为我做饭做菜。听说有些人因为癌症的饮食疗法的食物没有味道而很难坚持下去，但我本来就喜欢食材本身的味道，所以一点都不觉得辛苦。

当然，这也多亏了妻子的用心良苦。我真的很感谢我的妻子，她一直为了我的每一餐用尽了全力，自己也跟我一起吃，如果只是我自己一个人，恐怕很难将食疗坚持下去。

就这样，在进行食疗的过程中，在济阳医生的指点下，请主治医生调配了爱表斯（EBIOS、胃肠补充营养剂）、牛磺酸和爱利纳明（Alinamin，复合多种维生素 B，营养辅助食品）、中药等。现在只继续服用爱表斯。

影像上唯一留下的是一个类似伤疤的东西

开始采用这种饮食疗法后，原本 100ng/mL 左右便不再下降的 PSA，在接下来的检查中下降到 49ng/mL。我非常高兴，深切地感到开始饮食治疗真是太好了。

尽管随后 PSA 也有所下降，但 2011 年它又停滞在 7 ~ 8ng/mL。

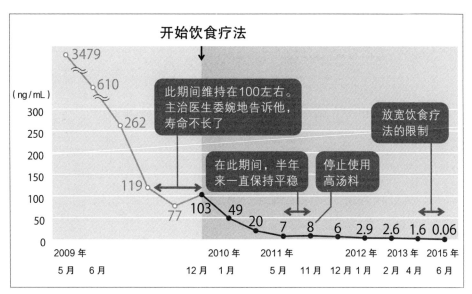

图9　五十岚先生的肿瘤标志物（PSA）的变化

当时，在济阳医生的建议下，我停止使用"高汤料"来做料理。因为"高汤料"即使不咸也含有盐分。

停止使用高汤料后，PSA再次突破了停滞不降的瓶颈，2012年1月，终于降到了标准值以下的 2.9ng/mL（见图 9）。

从检查影像上看，虽然病灶依然还有残留，但在逐渐减少、缩小、变薄，从发病到现在已经过去了 12 年，没有任何自觉症状，身体保持着良好的状态。在大学医院，还有医生对我说影像上留下的是"类似伤疤的东西"。由于实际上自己也过得很好，因此我根据自身的情况所做的解释是："确实也仅仅是疤痕而已吧。"

顺便说一下，为治疗骨转移灶而接受的唑来膦酸治疗，开始后大约两年就放弃了。因为，当时我同时接受了牙病的治疗。因为蛀牙，拔掉了左下槽牙，由于药物的影响，我得了颌骨坏死（身体组织和细胞局部死亡）。

同时进行唑来膦酸治疗和牙齿治疗本来就是不合适的。因此，就放弃了唑来膦酸治疗，颌骨的病在口腔外科治疗了两年左右。尽管停止了唑来膦酸治疗，骨转移并没有增加，反而在逐渐减轻。

虽然有下颚的问题，但因为我的病情导致不能使用抗癌药物，所以也没有被严重的副作用所困扰。现在想来，或许我的运气反而更好。

而且，我深深感到，激素疗法和饮食疗法的结合是最好的选择。觉得饮食疗法对于创造"能够接受治疗的身体环境"具有很好的效果。跟我同吃一顿饭的妻子，每天早上也大便通畅，保持着良好的身体状态。

就在发现癌症前后，我参加了美术大学的夏季公开讲座，开始学习画画。现在的我，画着要在展览上展出的画，每天都生活得非常充实。之所以能够享受这样的生活乐趣，也无外乎是因为保持了身体的健康。

济阳医生的点评

五十岚先生的成功要点，可考虑有以下三点。

❶ 激素疗法与饮食疗法相结合
❷ 家人的协助与饮食的安排
❸ 停止使用高汤料

正如五十岚先生自己所说，激素疗法和饮食疗法的并用是一大要点。癌症发展到一定程度之后，仅靠饮食疗法是很难改善的。标准治疗（三大疗法为手术、放射治疗、抗癌药物）有其局限性，唯有两者相结合才会产生很大的效果。

另外，夫人的协助，特别是她认真学习了与饮食疗法有关的料理制作，利用所学做出来的料理，给了患者很大的帮助。此外，积极摄取对前列腺癌有效的大豆，选择稻鸭农法的糙米等，想尽办法努力将饮食疗法坚持下去，也可以说是成功的关键。

而且，当 PSA 终于下降到一位数，但只差一步无法恢复正常的时候，停止对之前没有意识到的钠之源——"高汤料"的使用成为关键之举。我第一次遇到这样的例子，对我来说，这是一次宝贵的经历。

父亲鼻子里的黑色素瘤仅 1 年就完全消失了，10 年过后也没有复发，80 多岁还很健朗

风间亚希（化名），公司职员

接近 Ⅲ 期的晚期皮肤癌

2011 年，72 岁的父亲被诊断为恶性黑色素瘤，是一种皮肤癌。虽然是癌症晚期，但通过结合当时最新的医疗手段和济阳高穗医生设计的饮食疗法，度过了危机，至今身体仍很健康。

2011 年 2 月，父亲去了经常就诊的耳鼻喉科。并不是有什么症状，而是因为听说那一年花粉比较多，便想请医生提前开些每年都使用的治疗花粉症的药。

那时，耳鼻喉科的医生说他的鼻子不太正常，建议去大医院检查，并给他开了一张去社区公立医院的介绍函（诊疗信息提供书）。

本打算带着介绍函去那家公立医院，但就在此期间，发生了东日本大地震，我们居住的地区也蒙受了巨大的损失。家里一团糟，电、水、煤气都停了，同时电车也停了，无法前往医院。

终于等到安顿下来能去医院的时候，已经是 4 月下旬了。结果，病情发展到了连公立医院也似乎无法治疗的程度，这次又介绍父亲去大学医院。

去了大学医院后，医生说父亲的鼻子里有一种名为恶性黑色素瘤的肿瘤。恶性黑色素瘤是一种皮肤癌，是产生皮肤色素（黑色素）的细胞和黑质细胞发生癌变。

住院检查的结果是肿瘤约3cm，是接近Ⅲ期（3期）的晚期癌症。当我们听到这个消息，父亲本人自不必说，我和妹妹也受到了很大的打击。

但是，绝不能因此而被击垮。我决定和妹妹一起寻找可行的对策。幸运的是，在医院接受了当时作为先进医疗手段而出现的质子线疗法。质子线是放射疗法的一种，据说该疗法可以精确定位深处的患部，而且对周围的正常组织几乎不会造成伤害，是一种很好的治疗方法。

能接受质子线疗法是非常难得的，但仅仅如此依然令我感到不安，于是便和妹妹一起查找治疗信息。后来，妹妹找到了济阳医生的食疗书。

读了这本书之后，我想一定要把这个食疗方法推荐给父亲。我一直认为"食物造就身体"这一观点很重要，所以我经常对分开住的女儿说要注意饮食。直觉告诉我，这种疗法与我的想法一致，一定是好的。

我还读了很多此类书籍，其中最有说服力的是"通过食物可以改善癌症体质"的济阳式食疗法。

全家人一起做饭菜，父亲记饮食笔记

因此，我决定在父亲住院期间，在力所能及的范围内开始实施济阳式食疗法。一开始，我试着将榨汁机搬到病房里做蔬果汁，但声音相当大，虽说是单间，但考虑到会给别人带来麻烦，就放弃了。

取而代之的是，我将青汁粉包以及几盒 500mL 的瓶装矿泉水送到父亲的病房，将青汁粉溶到矿泉水里，让父亲每天喝 2 ~ 3 瓶青汁。

另外还送去了酸奶、猕猴桃、香蕉，让父亲每天都吃。父亲自己也像是抓住了救命稻草一样，我们要他做的所有事情，他都做到了。到 7 月上旬出院为止，我们坚持了两个月零一周左右。

虽然质子线疗法有效果，但依然在医生说癌细胞尚未完全消失的状况下出院了。据说当时的病灶还剩下 1.5cm 左右。

出院后，我们按照济阳医生书里所写的内容制作蔬果汁，做了近乎无盐的料理。蔬果汁是父亲自己亲手制作的，每天做 1L，在早上和中午喝。基本上，胡萝卜、苹果、柠檬这 3 样东西是一定要放的，有时还会放一些有机栽培的小松菜等，使蔬果汁富于变化、花样翻新。

因为父亲不会做饭菜，所以饭菜只能全家人出动。饭是用糙米做的糙米饭，菜是烤青鱼或鲑鱼，以及各种各样的蔬菜料理。

我本人也有工作要做，所以不能花较多时间做出像书上照片那么漂亮的料理，但我还是做了炒蘑菇、羊栖菜炖高野豆腐等看起来很简单的菜，全家人都吃同样的饭菜。不用盐和酱油，取而代之的是用醋、黑胡椒等调味。

因为病情并不允许挑剔味道好坏，所以，父亲也没有什么抱怨，权当药吃下去。我也一样，在坚持近乎无盐的饮食的过程中，意外地发现食材本身的味道也能让人吃得津津有味。

我建议父亲记饮食笔记。因为他自己不做饭，所以不应该只是被动地坚持，而是希望他有实践饮食疗法的意愿。我想这会成为父亲坚持饮食治疗的动力（动机的形成）。

在出院约 3 个月后的 10 月去了西台诊所。父亲直接见到济阳医生，对饮食疗法进行了再次确认，热情似乎高涨起来。从那以后，每年去两次大学医院，去两次西台诊所，同时并未中断饮食治疗。

一年后检查结果显示"肿瘤已经消失"

2012 年 5 月，去西台诊所做了影像检查，被告知肿瘤已经消失（见图 10、图 11）。不仅是父亲自己，就连陪在身边的我也由衷地感到高兴，再次觉得济阳式食疗法真不错，选择这种饮食疗法真是太好了。

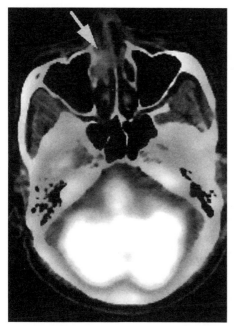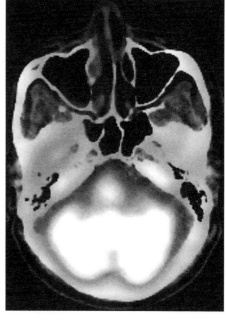

图10　2011年10月PET-CT影像（左）显示的黑色素瘤，在2012年5月完全消失（右）

尽管是妹妹找来的书，直到现在，我仍然觉得在各种关于癌症的书籍当中，遇到济阳医生的书可谓是命运的眷顾。

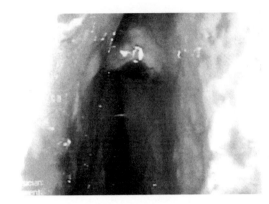

图11　2012年5月的内镜检查也确认了肿瘤已治愈

饮食疗法就这样不折不扣地一直持续了3年左右。即便是现在，也坚持其基本原则而没有改变，每周吃1次、最多2次猪肉，其他的是鸡胸肉和鱼（青鱼或鲑鱼）、蔬菜料理等。另外，在蔬菜方面，在最初的3年是无农药蔬菜，之后选择的是使用少量农药种植的蔬菜。

另外，在发现癌症之前，父亲一直吸烟，在被诊断为癌症的时候就毅然决然地戒掉了，从此就再也没有吸过。酒在戒了几年之后，慢慢复饮，但也只是在晚上小酌。

也许是因为全家一起都采用了饮食疗法，母亲和我的血压也稳定了，皮肤也变得漂亮起来。虽然我自己这么说有些不恰当，但女儿对我说："妈妈的皮肤像20多岁的年轻人一样光滑。"我觉得这也是食疗的效果。

现在回想起来，战胜癌症离不开质子线疗法，而支撑父亲体力的饮食疗法也是不可或缺的，我认为这两者的协同效果非常显著，可以说是相得益彰。如今，10年过去了也没有复发，父亲能健康地活着，多亏了这两种治疗方法。

济阳医生的点评

风间先生的成功要点，可考虑有以下三点。

❶ 质子线疗法与饮食疗法相结合
❷ 别出心裁的饮食笔记
❸ 家人团结一心的饮食实践

质子线疗法，即便在照射后半年左右也会发挥治疗效果。在风间先生的案例中，可以认为是其与饮食疗法的协同作用使病灶消失了。正如手记中所述，如果仅靠质子线疗法，可能会造成体力和免疫力（即使病原体和癌细胞侵入体内，也能抑制其发病的能力）的下降，另外，仅靠饮食疗法可能会导致对肿瘤的攻击力不足。可以说，两者的结合，才获得了最佳的治疗效果。

记饮食笔记是个好主意。特别是像风间先生的案例那样，在由家人主导进行饮食治疗的情况下，对患者本人进行坚持食疗的意识塑造会很有帮助。

包括这一点在内，在风间先生的家中，全家团结一心、坚持不懈地贯彻实行了饮食疗法。可以认为，这对肿瘤的消失和防止复发产生了巨大的作用。

附章

有关癌症饮食疗法的 Q & A

细节问题与需要了解的相关事项

第3章介绍了济阳式食疗法，对于其中没有写尽的细节，我以问答的形式进行说明。

另外，关于饮食疗法的相关知识（蔬菜的有效成分和添加剂的相关知识等），也会在这里予以列举。

Q 1 选购榨汁机有什么诀窍吗？

A 1 **大致分为强力型和慢速型。选择适合自己喜好和生活方式的榨汁机即可。**

榨汁机大致分为强力榨汁机和慢速榨汁机。前者是以刀片高速旋转的方式碾碎食材，榨出水分。后者是利用螺旋状推进器将食材压缩、磨碎的方式来挤出水分，也被称作挤压榨汁机。

慢速榨汁机不易破坏食材的有效成分，能以更自然的方式榨汁，也不易氧化，最近人气高涨。但是，与强力榨汁机相比，它也有一些缺点，例如，"同其名称一样，因为转速慢，制作蔬果汁要花很长时间""整机体积大，价格昂贵""使用和打理起来要花很多工夫"。

反过来说，强力榨汁机可以快速制作，保养起来也相对简单，但与慢速榨汁机相比，食材的成分被破坏和氧化的风险也随之而来。当然，这只是比较而已，两者之间的差异并未达到会严重破坏蔬果汁基本效果的程度。

请根据这些特点来选择适合自己生活方式和喜好的榨汁机。

每天多次制作、饮用大量的蔬果汁，比预想的要辛苦得多。若要尽量减少制作时的压力，在选择时应该优先考虑其使用的便利性。

Q 2　可以饮用事先早就做好的蔬果汁吗？

A 2　原则上是现做现喝，若做出后时间短，饮用也无妨。

在癌症的饮食疗法中，喝蔬果汁的目的是摄取蔬菜水果中所含的各种维生素、矿物质、酵素和抗氧化物质。在这些成分中，制成蔬果汁后有些成分放置时间越长，就越容易被破坏或氧化。

因此，为了获得最大效果，蔬果汁基本都是现做现喝。

也可以多做一些，放在冰箱里保管，并在 2～3 小时内喝完。

原则上做好后不要长时间放置。

Q 3　上班或外出时喝不到自制蔬果汁的时候，可以用市售的蔬果汁代替吗？

A 3　可以在现榨蔬果汁店购买，但避免养成习惯。

如前文所述，蔬果汁的成分在榨汁后每时每刻都会发生变化，为了防止发生这种变化，市售的蔬果汁中加入了维生素 C 等抗氧化剂。

即便如此，和刚榨出来的相比，成分还是不可避免地会发生变化。

另外，与其他人工添加物相比，维生素C是无害的，但有的市售蔬果汁中会含有其他添加物或糖。偶尔喝一下无添加的罐装蔬果汁是没有问题的，但希望大家不要养成喝市售蔬果汁的习惯。

最近，在车站、地下商场、街边商铺等地方，都能喝到番茄汁、蔬菜汁、果汁等现榨蔬果汁。购买这些店铺的蔬果汁也是很好的方法。

另外，超市等处也会出售榨好后瞬间冷冻的青汁。将其自然解冻后饮用，也是可以的。

Q 4 中午在工作单位以外食为主。济阳式食疗法中有没有可以外食的菜谱？

A 4 推荐鱼、蔬菜料理等可以调整口味的套餐。

可以选择生鱼片套餐等不使用酱油或可以蘸极少量酱油就能吃的食物。最近，将糙米粥、五谷米饭等未精加工的谷类作为主食的饭店越来越多，推荐大家选择这些店的主食。

在家庭餐厅等的沙拉区里，可以自由挑选食材来调味，利用这些食材来做一些清淡口味的蔬菜沙拉也是不错的选择。

在其他的常见菜单中，推荐食用荞麦面。

荞麦的黑色是荞麦籽的胚乳部分，含有丰富的维生素B族。在荞麦面中，搭配富含淀粉消化酶（淀粉酶）的大萝卜的萝卜泥荞麦面，搭配富含维生素、矿物质的山菜的山菜荞麦面等，都是特别好的选择。

不过，为了控制盐分，要将汤汁剩下来不喝。若是荞麦面，要选择只加极少量汤汁的竹篓荞麦面。

外出就餐时，最好自带圣女果等新鲜水果、优质果干来吃，注意补充维生素、矿物质、膳食纤维等。

Q 5 只要遵守济阳式食疗法的6条基本原则，是否就可以不在意进食量？

A 5 虽然进食量会自然而然地得到控制，但是若有暴饮暴食的习惯，就建议"只吃八分饱"。

如果采用济阳式食疗法，即使不刻意限制热量，通常也比之前的饮食热量要低。因为在济阳式食疗法中，蔬菜、蘑菇、海藻等低热量食物占多数，一天所摄取的热量自然就是 1600 ~ 1800kcal。

因此，常见的情况是，在开始饮食疗法后的一段时间内，体重会下降。但是，只要坚持下去，基本上就会以那个人的合理体重稳定下来，身体状况也会出现好转。

从这个意义上说，没有必要特别在意进食量和热量而进行限制。但是，其中有暴食癖很强的人，每顿饭不吃到肚子胀饱就感到不过瘾。这样的吃法，会妨碍充分的消化和代谢。

对于身心均处于敏感状态的癌症患者来说，更应该控制能量的过剩摄取。有这种暴食癖的人，请养成"只吃八分饱"的习惯。

Q 6 没有食欲的时候，也要强迫自己吃吗？

A 6 尽量多喝蔬果汁。

特别是使用抗癌药物进行治疗的患者，有时会食欲不振，怎么也吃不下东西。在这种情况下，要去咨询主治医生，恢复正常食欲是很重要的。

在实施济阳式食疗法的患者中，有不少人说"因为没有食欲，吃不下东西，反倒是蔬果汁喝起来更方便"。而且，坚持喝蔬果汁，体力不久就会逐渐增强，食欲会慢慢恢复。

至少要带着坚持喝蔬果汁的心态去努力尝试。但是，发生腹泻等情况时，可以暂时用蔬菜汤等来代替。

Q 7 可以喝咖啡和茶等饮品吗？

A 7 在不影响饮用蔬果汁的前提下，喝刚沏好的饮品。

咖啡、红茶、乌龙茶、绿茶等，被称作天然的"健胃剂"，有助于恢复胃的活力。茶类中含有儿茶素和维生素 C，咖啡中含有绿原酸等植物化学物质（phytochemical）。最近的研究也发现咖啡具有各种健康功效。

因此，适量饮用也无妨。要尽量喝刚沏的饮品。大部分瓶装或罐装的咖啡、茶类已经失去了活性，所以若是偶尔喝一次的话，就喝刚沏好的。

但是，请在不影响饮食疗法中应该摄取的蔬果汁和其他食品的范围内饮用。

Q 8 可以吃零食吗?若可以，推荐吃些什么呢?

A 8 推荐吃新鲜水果和果干、坚果、薯类等。

肚子饿的时候，作为零食，可以选择新鲜的水果、优质的果干（香蕉、杧果、木瓜、李子等）、坚果、优质酸奶、大豆酸奶、蒸红薯、烤红薯等。

在不影响饮用蔬果汁或摄取其他必要成分的情况下吃零食。

薯片等常见的膨化食品、蛋糕、曲奇等都是高脂肪、高能量的食品，所以禁止食用。

Q 9 有哪些食品能使血液通畅?

A 9 记住"茶语、海纳、触摸、树丛"。

如果血液流动顺畅，免疫细胞就容易到达癌症的病灶部位，从而提高免疫力。为此，我院采用了 MC-FAN（血液流动性测定装置）这种可以诊断血液流动状况的检测法。

蔬菜、水果、海藻、菌类等富含能使血液变得清爽顺畅的成分，利用MC－FAN对采用济阳式食疗法而摄取这些成分较多的患者进行了检查，发现这些患者的血液的流畅度增加。

首次将MC－FAN纳入临床的栗原诊所院长栗原毅先生，推荐了能使血液变得清爽顺畅的典型食品，建议大家取其首字母组成谐音短语"茶语、海纳、触摸、树丛"来记忆。

其中也有很多和济阳式食疗法不谋而合，下面所列即为此类食物。

●茶：茶

Q7中也提到过，茶中富含多酚（儿茶素）和维生素C，茶是能使血液清爽顺畅的饮品之一。

●语：鱼

特别是竹荚鱼、沙丁鱼、秋刀鱼等青鱼中富含EPA（二十碳五烯酸），EPA是一种使血液清爽顺畅的脂肪酸。

●海：海藻

裙带菜、海带等海藻中含有大量的褐藻糖胶，褐藻糖胶不仅具有促进血流通畅的效果，还具有增强免疫力的作用。

●纳：纳豆

纳豆中含有大量的酵素——纳豆激酶，它具有防止血小板（止血的必要成分）凝结、溶解血栓的作用。

●触：醋

为了使血液在细小的血管中流动，红细胞自由自在地改变形状的能力也很重要。醋有提高红细胞变形性的作用。

●摸：蘑菇

蘑菇类食材中富含的膳食纤维 β - 葡聚糖，有助于血液顺畅，增强免疫力。

另外，香菇中富含的鸟苷酸具有防止血小板凝结的作用。

●树：蔬菜

蔬菜中富含的维生素和多酚，有助于血液循环。

●丛：葱类

蔬菜中的葱、韭菜、大蒜等含有一种具有强抗氧化能力的硫化合物成分，它具有很强的抗氧化能力，对血液顺畅具有良好的效果。

Q 10 需要注意哪些食品添加剂？

A 10 注意那些增加患癌风险的危险添加剂。

虽然食品添加剂中也有一些天然成分，但更多的是化学合成的防腐剂、着色剂、成色剂、防霉剂等。虽然规定这些添加剂必须在动物实验中确认其安全性后才能使用，但是，如果频繁摄入，可能会在体内蓄积，成为提升患癌风险的主要原因。

特别是表1所示的食品添加剂，极有可能增加患癌风险。香肠等加工品、鲑鱼子等盐藏品（盐腌制的食品）、现成的盒饭等，在济阳式食疗法中本来就是禁止的，还要注意的是进口柑橘类水果中使用的防霉剂。如果你不得不吃进口的柑橘类水果，如第3章所述，要在水里浸泡半天或一夜，剥皮后食用。其他食品也要养成在购买前确认标识的习惯，尽量避免食用含有大量食品添加剂的食物。

表1　需要注意的主要食品添加剂

高风险食品添加剂	含量高的加工食品
亚硝酸钠	盐渍鲑鱼子（Ikra）*、咸鲑鱼子（Sujiko）*、鳕鱼子、火腿、培根、香肠、意大利腊肠、牛肉干、鱼肉香肠、便利店盒饭、车站盒饭等
亚硫酸钠	便利店盒饭、车站盒饭、螃蟹罐头、红酒等

高风险食品添加剂	含量高的加工食品
漂白剂 硫代硫酸钠、过氧化氢	冷冻虾、甘纳豆＊（颜色深的甘纳豆不含）、竹笋、现切蔬菜、盒装沙拉等
焦油色素 红 102、黄 4、青 1 等	鳕鱼子、香肠、意大利腊肠、梅干、鱼糕、豌豆罐头、水果罐头、咸菜、果冻等
山梨酸	便利店盒饭、车站盒饭、点心、火腿、培根、圆筒状鱼糕、鱼糕、山芋饼、鱼肉香肠、裂乌贼＊、炸鱼肉饼、咸菜等
安息香酸钠 苯甲酸钠	营养饮料、碳酸饮料等
防霉剂 邻苯基苯酚［OPP］ 邻苯基苯酚钠［OPP-Na］ 噻苯唑［TBZ］抑霉唑、联苯	橙子、柠檬、葡萄柚等
三氯蔗糖	氨基酸饮料、碳酸饮料等
阿斯巴甜	氨基酸饮料、可乐、口香糖、糖、减肥甜味剂等
卡拉胶	豆浆等
溴酸钾	面包等

引自《不能吃的添加剂　可以吃的添加剂》渡边雄二著，大和书房（有修改）。

＊盐渍鲑鱼子（Ikra）、咸鲑鱼子（Sujiko）：在日本料理中，盐渍鲑鱼子与咸鲑鱼子同样都是鲑鱼卵，不同之处在于是否包覆着卵巢薄膜。上述的盐渍鲑鱼子需要一边清洗一边将卵巢薄膜去除，留下粒粒分明的鱼卵再进行腌渍。而咸鲑鱼子则是从鲑鱼肚取出后保留整个卵巢薄膜的成串鲑鱼卵，并连膜整串腌渍。（译者注）

＊甘纳豆：将豆类、栗子、莲子、红薯的切片等用砂糖腌制而成的日式点心之一。与发酵食品纳豆无关。（译者注）

＊裂乌贼：把生乌贼或者干乌贼烘烤后撕成细长条的食品。（译者注）

结语

"癌症医疗是旱烟袋型"

这是昴诊所院长伊丹仁朗先生在近作《复发、转移、无法手术的癌症也以根治为目标》开头所写的话，我们在第 4 章中提到过伊丹仁朗先生，他以"生存价值疗法"而闻名。

旱烟袋，前面是一个金属锅，多由铜制成，中间的一段大多为木制（竹制）空心杆，后面的烟袋嘴多为玉质。用来比喻中间是空洞的。现在的癌症医疗在利用三大疗法（手术、放射疗法、抗癌药物）的初期治疗和缓和医疗、临终医护方面都做得非常到位了。但是，从标准医疗的角度来看，其中间部分是空洞的，所以才用"旱烟袋"一词来表现。下面引用的是与此相关的部分。

那么，在这种"旱烟袋中间的竹杆"时期，如果能有效地进行预防复发的治疗和采用增强免疫的方法，复发或走向临终关怀的患者一定会大幅减少。另外，即使是已经复发、转移的晚期癌症患者，如果同时使用这些治疗，应该也能抑制癌症的恶化，健康长寿。（原文）

作为填补空洞部分的方法之一，伊丹医生在其著作的第一章中提到了"济阳式食疗法"。近20年前，我感觉到仅依靠三大疗法来治疗癌症的局限性，于是我开始摸索填补这一空洞的方法，最终找到了现在的饮食疗法，伊丹医生能以这样的定位来介绍我，实在是非常感谢。

这次，我在写这本书的时候关注的是，在治愈和改善的希望非常渺茫的情况下，却能成功康复的患者们，再次认识到，通过饮食疗法来弥补三大疗法的不足，即提高免疫力和体力的重要性。

这与伊丹医生所说的注意到现在癌症医疗的"旱烟袋"结构不谋而合。看清这一点的人们知道，仅依靠三大疗法，即便能坚持下去，未来也会因为免疫力下降而被逼入绝境，所以即使别人什么都不说，也会热心地投入癌症的饮食治疗中。归根结底，能否拥有这种意识，或许才是决定生死的根本关键。

希望能有更多的人意识到癌症医疗的空洞，并了解填补这个空洞的癌症饮食疗法。

就此搁笔。

济阳高穗

2021 年中秋

参考阅读

《让现有的癌症消失的饮食》济阳高穗著，MAKINO出版社

《让现有的癌症消失的饮食超级实践篇》济阳高穗著，MAKINO出版社

《靠自己的力量治愈现有疾病的饮食》济阳高穗著，MAKINO出版社

《让15名癌症末期患者重拾健康的饮食法》，MAKINO出版社

《让癌症消失的饮食》济阳高穗著，MAKINO出版社

《让癌症消失的饮食成功秘诀》济阳高穗、志泽弘合著，MAKINO出版社

《让癌症消失的最强食谱》济阳高穗著，MAKINO出版社

《中国研究》T.柯林·坎贝尔、托马斯·M.坎贝尔著，松田麻美子译，GSCO出版社

《用饮食的力量来战胜癌症》济阳高穗、栗原毅合著，河出书房新社

《用生命价值疗法战胜癌症》伊丹仁朗著，讲谈社

《复发、转移、无法手术的癌症也以根治为目标》伊丹仁朗、山田秀世合著，海鸟社

《战胜现有癌症的果汁》济阳高穗著，新星出版社

《一生不需要药物的身体！健康结构图鉴》济阳高穗、栗原毅合著，宝岛社

《提高免疫力的45个方法》安保彻监修，学研plus

《不能吃的添加剂 可以吃的添加剂》渡边雄二著，大和书房

Original Japanese title: SHINKOGAN GA KIETEIKU SHOKUJI SEIKO NO GOKUI

© 2021 Takaho Watayou

Original Japanese edition published by Makino Publishing Co., LTD.

Simplified Chinese translation rights arranged with Makino Publishing Co., LTD.

through The English Agency (Japan) Ltd. and RuiHang Cultural Exchange Agency

© 2024，辽宁科学技术出版社。

著作权合同登记号：第 06-2023-137 号。

版权所有·翻印必究

图书在版编目（CIP）数据

防癌抗癌这样吃 /（日）济阳高穗著；张军译. — 沈阳：辽宁
科学技术出版社，2024.2

ISBN 978-7-5591-3309-0

Ⅰ.①防… Ⅱ.①济… ②张… Ⅲ.①癌—食物疗法—图集
Ⅳ.①R247.1

中国国家版本馆CIP数据核字（2023）第213852号

出版发行：辽宁科学技术出版社
　　　　　（地址：沈阳市和平区十一纬路25号　邮编：110003）
印　刷　者：辽宁新华印务有限公司
经　销　者：各地新华书店
幅面尺寸：170mm×240mm
印　　张：10.5
字　　数：200千字
出版时间：2024年2月第1版
印刷时间：2024年2月第1次印刷
责任编辑：朴海玉
版式设计：袁　舒
封面设计：周　洁
责任校对：韩欣桐

书　　号：ISBN 978-7-5591-3309-0
定　　价：58.00元

联系电话：024-23284367
邮购热线：024-23284502